U0640244

图解 药茶药酒药膳大全

王彤 编著

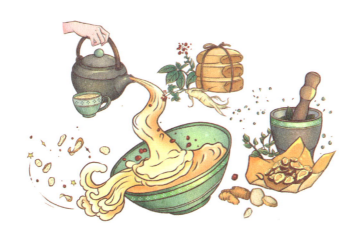

電子工業出版社·
Publishing House of Electronics Industry
北京·BEIJING

图书在版编目（CIP）数据

图解药茶药酒药膳大全 / 王彤编著. -- 北京：电
子工业出版社，2025. 3. -- ISBN 978-7-121-49786-5

Ⅰ. R247.1-64

中国国家版本馆CIP数据核字第2025MN3193号

责任编辑：王小聪
印　　刷：天津画中画印刷有限公司
装　　订：天津画中画印刷有限公司
出版发行：电子工业出版社
　　　　　北京市海淀区万寿路173信箱　　　邮编：100036
开　　本：720×1000　　1/16　　印张：10　　字数：191千字
版　　次：2025年3月第1版
印　　次：2025年3月第1次印刷
定　　价：49.80元

凡所购买电子工业出版社图书有缺损问题，请向购买书店调换。若书店售缺，请与本社
发行部联系，联系及邮购电话：（010）88254888，88258888。
质量投诉请发邮件至 zlts@phei.com.cn，盗版侵权举报请发邮件至 dbqq@phei.com.cn。
本书咨询联系方式：（010）68161512，meidipub@phei.com.cn。

目录 Contents

第一章
药茶 药酒 药膳基础知识大盘点

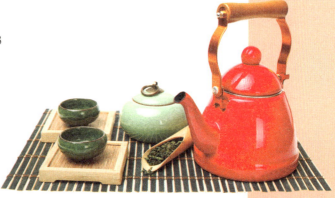

第二章
解表类

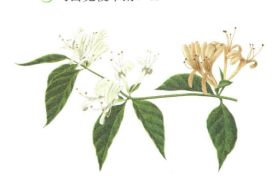

V

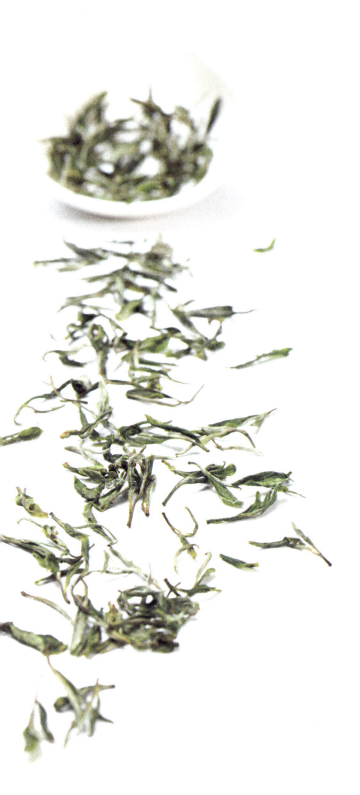

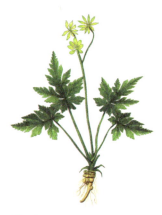

第六章
补益类

龙眼肉

人参

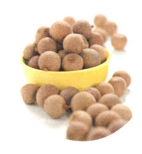

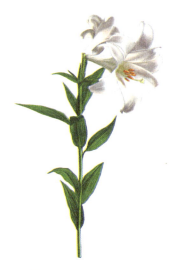

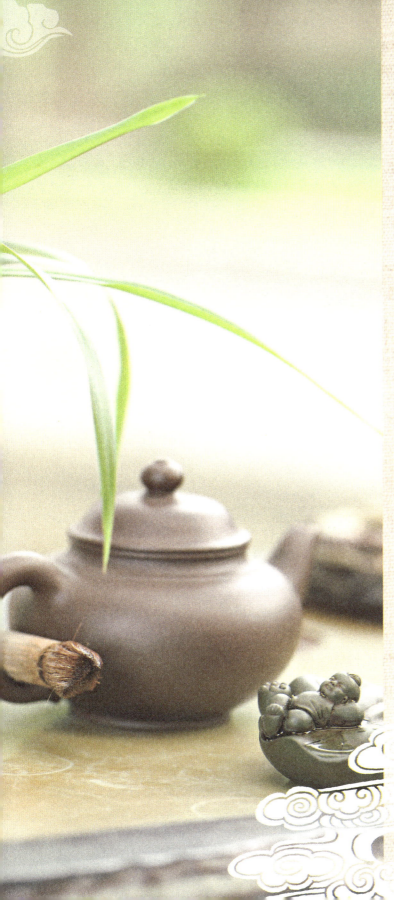

药茶 药酒 药膳

基础知识大盘点

第一章

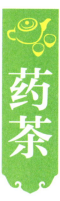

药茶 茶亦药，涤净身心污秽

药茶的养生文化

人们习惯把当茶饮用的饮品都称为"茶"。然而，在古代，人们抵御疾病主要依靠中药材。茶饮作为一种服用药物的方式，操作起来更加简易，所以人们经常将中药制成药茶服用。

❀ 药茶的演变、扩展

药茶是在茶的基础上，加入一定的药材或食材，使之具有更明显、更有针对性的疗疾和健身作用的药剂。更确切地说，药茶是运用中医理论，辨证与辨病相结合，进行选药组方，以茶叶与某些中草药或具有药用性质的食物配伍而成的药剂。

从人们广泛使用的药茶方剂来看，大部分是含有茶叶的方剂，但也有不少方剂中并不含有茶叶。例如，以水沏荷叶制成的汤饮叫作荷叶茶，以山楂炮制的汤饮叫作山楂茶，以玉米和奶制成的汤饮叫作玉米茶等。由此可见，药茶的含义，是以茶与其他药材、食材配伍以作健身疗疾之物，正如茶的含义在日益延伸一样，药茶也从以茶配伍的方剂，逐渐扩展到包括不含茶叶的方剂。

❀ 药茶与偏方、验方

从本质上说，药茶本身是源自民间一些简便易行的健身疗病的偏方、验方。从这个意义上说，药茶方剂与民间偏方、验方之间没有明显的界限。不含茶叶的药茶方剂，实际上也是民间偏方、验方中的一类。

❀ 药茶的普及与盛行

许多药茶方剂，在民间流传广泛，几乎家家都会使用。例如，家中有人患了感冒，切几片生姜，捏一撮茶叶，加一匙红糖，或煎或泡，饮之可加快感冒康复。又如，以茉莉花、玫瑰花、代代花，配以荷叶、川芎，即成"三花茶"，此药茶无偏寒偏热之弊，药味芬芳可口，能消滞化积、健脾开胃，长期服用无不良反应，具有明显的降脂减肥的效果。

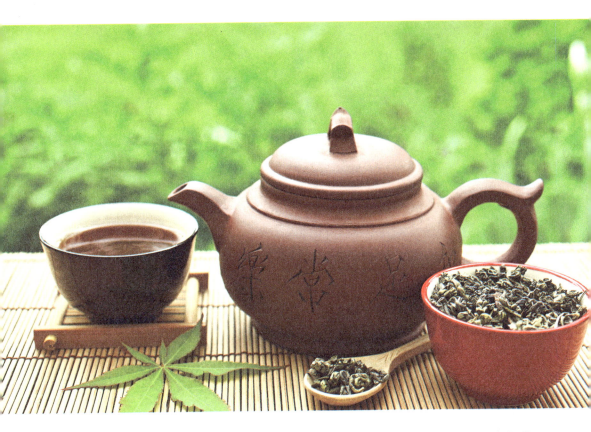

近年来，环境污染问题越来越严重，人们在追求绿色生活的潮流中，越来越关注以茶叶和中草药、天然植物等配伍的药茶。而药茶也显示了其特有的魅力，一股药茶热正悄然兴起。许多药茶方剂被搜集整理、发掘应用，有的药茶甚至已经进入国际市场。

因此，本书选编了多种药茶方剂。这些方剂简单易行，对于一般常见病、多发病、慢性病有很好的调理作用，而且大多无副作用。许多药茶方剂不仅能治病，而且能防病健身。使用者若能根据自身状况，有针对性地选择应用药茶方剂，是大有裨益的。

❋ 药茶的分类

◎单味茶：用茶泡水喝，以达到预防和缓解疾病的作用。

◎茶加药：在茶中加入一些中草药或药食同源的食物，以达到预防和缓解疾病的效用，如姜糖红茶、龙井白菊茶、黑芝麻红茶等。

◎代茶：其中并没有茶叶，只是采用了饮茶的形式，故其又被称为"非茶之茶"。代茶中虽然没有茶叶，但自古以来与茶密切相关，不可偏废。代茶视所用药物质量与特性而以开水泡饮（质地松软者）或略煎（质地较坚实者）。

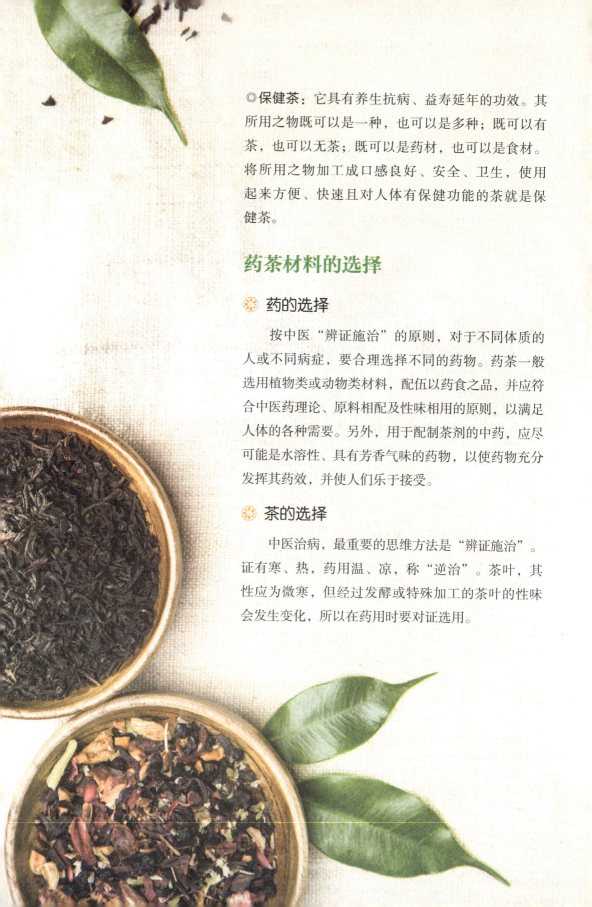

◎保健茶：它具有养生抗病、益寿延年的功效。其所用之物既可以是一种，也可以是多种；既可以有茶，也可以无茶；既可以是药材，也可以是食材。将所用之物加工成口感良好、安全、卫生，使用起来方便、快速且对人体有保健功能的茶就是保健茶。

药茶材料的选择

❀ 药的选择

按中医"辨证施治"的原则，对于不同体质的人或不同病症，要合理选择不同的药物。药茶一般选用植物类或动物类材料，配伍以药食之品，并应符合中医药理论、原料相配及性味相用的原则，以满足人体的各种需要。另外，用于配制茶剂的中药，应尽可能是水溶性、具有芳香气味的药物，以使药物充分发挥其药效，并使人们乐于接受。

❀ 茶的选择

中医治病，最重要的思维方法是"辨证施治"。证有寒、热，药用温、凉，称"逆治"。茶叶，其性应为微寒，但经过发酵或特殊加工的茶叶的性味会发生变化，所以在药用时要对证选用。

❀ 药茶处方的选择

"辨证施治"是中医学的基本特点。人们在使用药茶时，也应做到辨证选方，正确选用不同的药茶。只有对证使用药茶，才能更好地提高疗效。

药茶的制法

❀ 如何制作药茶

◎水泡。将所用材料直接（或将其研成粗末或用纱布包裹）放入茶杯内，冲入沸水或较高温度的热水，盖紧盖后放置5~10分钟，频频饮服。可在喝去1/3量时添加开水，按此法添加3~5次，至味淡为止。

◎煎煮。将所用各物放入锅内，加水煎煮，滤渣、取药汁，作茶频饮。煎煮时水可适量多放些，连续煎煮两次，将两次煎汁合并盛放，分次饮服。

◎研磨、榨汁。如原材料是核桃肉、黑芝麻等可直接食用的食物，宜将其先磨成粉，再兑入适量牛奶、豆浆等液体饮服；如原材料是胡萝卜、苹果等果蔬，既可切小块煮，也可先榨汁，然后兑入牛奶或其他果汁等液体饮服。

❀ 注意事项

◎用于制作药茶的材料应除去杂质和洗去浮尘。

◎注意掌握好各种材料的用量，不宜过少或过多。

◎配制药茶时一定要注意茶叶及其配用药材（食材）的质量，发霉或不清洁的严禁使用。选取茶叶时，一般选取生长期较长的，这样配制出的药茶效果较好。

◎根据剂量较大的药茶方剂配制而成的药茶成品，常常需要一定的时间才能服完。这些药茶成品，一定要妥善保存。最好将药茶成品贮藏于封口较严实的瓷罐或有色玻璃瓶中，放置于避光、干燥、低温之处。

药茶的服法

❀ 服用剂量、时间

药茶服用剂量一般为每日1剂，分两次服用，间隔4~6小时。人们可根据病情增减，如急性病、热性病可每日2剂。至于是饭前服用还是饭后服用，则主要取决于病变部位和药茶的性质。病在胸膈以上者，如眩晕、头痛、目疾、咽痛等疾患，宜饭后服用；病在胸膈以下者，如胃、肝、肾等脏腑疾患，则宜饭前服用。补益药茶宜在饭前服用，以使有效成分被充分吸收；对胃肠道有刺激性的药茶，宜在饭后服用，以减轻其对胃肠的刺激；安神类药茶宜在晚上临睡前服用。

❀ 服用温度

发汗解表类的药茶，宜温饮顿服，不拘时候，病除即止；寒证用热性药茶，宜热服；热证用寒性药茶，宜冷服。

❀ 服用方法

咽喉疾患所用的清咽茶等，宜冲泡后先慢慢湿润咽部再缓缓饮服；治疗泌尿系统感染的药茶，则要持续频服，能稀释尿液、清洁尿路，有利于湿浊废物迅速排出；防疫药茶，宜在疾患流行性季节服用；老年保健药茶和慢性病调理药茶，应做到服用经常化和持久化。

❀ 注意事项

◎人们在饮用药茶前最好请医生指导。

◎药茶不宜搭配西药服用。因为药茶的药性可能会影响西药的疗效，甚至会使人产生不良反应，或增强某些药物的毒性，严重者甚至可能危及生命。

◎药茶并不是万能的药，在养生保健、强身健体、预防某些疾病等方面有它独特的优势，但在治疗重症、危急病症时，药茶只可作为辅助手段，否则，将会贻误治疗时机。

◎人们饮用药茶时应注意是否需要忌口。一般来说，在饮用解表的药茶时忌食生冷酸食；在饮用调理脾胃的药茶时忌食生冷、油腻、腥臭、不易消化的食品；在饮用

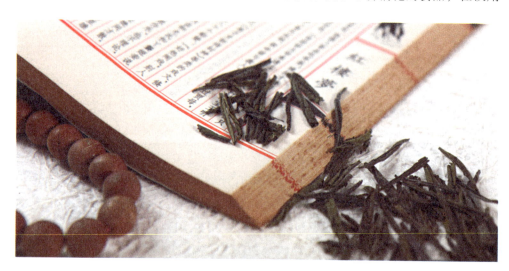

止咳平喘的药茶时忌食鱼、虾等；在饮用补益药茶时，如人参茶、灵芝茶，忌食萝卜。

药茶的六大优势

药茶，作为中医药学百花园中的一朵奇葩，数千年来不但没有凋谢，反而越来越光彩照人。究其原因，这与它众多的优点是密不可分的。概括起来药茶主要有以下六大优势。

❀ 吸收快

药茶经冲泡或煎煮后为液体制剂，饮用后进入胃肠道可直接被吸收，具有吸收快、显效迅速的特点。

❀ 携带方便、饮用简单

从市场上直接购得的成品药茶，体积很小，重量也很轻，携带十分方便。另外，药茶只要用沸水冲泡，或短时煎煮即可饮用，这对于工作紧张、生活节奏快的现代人来说非常方便。

❀ 价格低廉

成品药茶在制作时很少添加糖、蜜、色素、防腐剂、黏合剂等辅料，一些日常生活中常见的食材也可入茶，加之用药量远比汤剂少，与颗粒剂、口服液、汤剂等剂型相比，药茶更加安全、经济实惠。

❀ 有利于提高药效

药茶制剂把药材粉碎成细小粉末或切成小段，增加了溶媒与药材组织的接触面，从而有利于有效成分的溶出，提高了药效。同时，药茶制剂中含有挥发性成分——挥发油，又称精油，其药理作用主要表现为止咳、祛痰、平喘、消炎抗菌、镇痛、镇静、催眠、降温、降血压、抗癌等。若用沸水加盖浸泡药茶制剂，可以减少挥发油的挥发，让药效得到提高。

❀ 应用面广

药茶的功效较多，药理作用广泛，临床应用比较广。若以药物配伍，则药茶的应用面更广，可以应用于很多病种的治疗，具有预防及辅助治疗的作用。

✹ 良药可口

中医药茶精选药食两用的纯天然植物，包括鲜果、蔬菜等，配伍的中药也大多味甘、淡，改变了"良药苦口"的一贯印象，容易被人们接受。

茶与当代人的健康

现代生物化学和医学研究证明，茶叶既有营养，又含有药效成分，在当今三大饮料中，其保健功能首屈一指，是咖啡、可可所无法比拟的，更是众多令人眼花缭乱的现代人工合成饮料所不能相提并论的。茶是人们的"健康卫士"。

✹ 降血压

茶叶中的儿茶素类化合物和茶黄素，对血管紧张有明显的抑制作用。茶叶中的咖啡因与儿茶素能使血管壁松弛，增加血管的有效直径，通过舒张血管令血压下降。茶叶中的芳香苷具有维持毛细血管正常抵抗力、增强血管壁韧性的功效。因此，经常饮茶（尤其是绿茶），有助于降低血压。

✹ 抗癌、防辐射

茶叶中的茶多酚类物质具有阻断致癌物质亚硝基化合物在体内合成、直接杀伤癌细胞和提高人体免疫能力的功效。

茶叶中的茶多酚及其氧化物，还可吸收放射性物质，减少其对人体的伤害。与此同时，茶多酚还能阻挡紫外线和清除紫外线诱导的自由基，从而维持黑色素细胞的正常功能，抑制黑色素的形成，起到保护机体的作用。

✹ 预防心脑血管疾病

茶多酚对促进人体脂肪代谢有着重要作用。人体内的胆固醇、三酰甘油等含量较高时，血管内壁会发生脂肪沉积，形成动脉粥样硬化斑块，引起心血管疾病。茶多酚，尤其是茶多酚中的儿茶素，可抑制这种斑状增生，使造成血液黏度增高的纤维蛋白原在血液中的含量降低，从而抑制动脉粥样硬化。

✹ 消除重金属的毒害

人体内重金属含量过高会出现免疫力低下、中毒等一系列症状，导致慢性病。茶多酚对重金属具有较强的吸附作用，可减轻重金属危害。茶中的鞣酸可与毒素结合产生沉淀，延缓人体对毒素的吸收。

⊛ 美容瘦身

常饮绿茶可预防皮肤中黑色素的沉积，使皮肤细腻而有光泽。常饮乌龙茶可减肥，"燃烧"体内多余的脂肪，有利于美体塑形。

⊛ 减轻烟毒

科学研究表明，绿茶具有广谱杀菌解毒的功效，不仅能明显减少烟气中的有害物质，还能对吸烟者的口腔和上呼吸道产生消炎作用。

科学饮茶有方法

⊛ 吃咸食或腌制食品后宜饮茶

泡菜、咸菜、腌肉和腊肉中常含有较多的硝酸盐。在食物中硝酸盐和二级胺同时存在的情况下，硝酸盐和二级胺会发生化学反应而产生亚硝胺。亚硝胺是一种危险的致癌物质，极易引起细胞突变而致癌。茶叶中的儿茶素类物质，具有阻断亚硝胺合成的作用，因此食用了腌渍蔬菜和腌肉、腊肉等食品后，应多饮用儿茶素含量较高的绿茶，以抑制致癌物的形成，排除体内过多的盐分，预防高血压。

⊛ 一日饮茶巧安排

一天之中，在不同时间饮用不同的茶水更科学、更养生。清晨喝一杯淡淡的绿茶，醒脑清心；上午喝一杯茉莉花茶，芬芳怡人，而且能提高工作效率；午后喝一杯红茶，解困提神；下午工作间隙或休息时，喝一杯牛奶红茶或一杯绿茶，配上一些点心、果品，可补充营养；晚上泡上一壶乌龙茶，细细品味，别有一番情趣。

⊛ 这些职业人群离不开茶

◎脑力劳动者和夜间工作者宜饮茶。茶叶中含有咖啡因等，具有提神醒脑的作用，有利于促进思维活动，增强记忆力，提高工作效率。

◎从事X射线透视工作的医生、长期操作电脑者和打印店/复印店的工作者宜饮茶。因为从事这一类工作的人会或多或少地受到一定的辐射，喝茶有利于防辐射。

◎讲演、说书和演唱者宜饮茶。从事长时间用嗓工作的人，应常饮茶润喉，既可以滋润声带，发声清脆，也可以减轻咽喉充血肿胀的症状，防止沙哑、咽喉炎的发生。

药酒的独到优势

药酒，一般是把植物的根、茎、叶、花、果和动物的全体或内脏，以及某些矿物质成分按一定比例浸泡在低浓度食用酒精、白酒、黄酒或葡萄酒中，使药物的有效成分溶解于酒中，经过一定时间后去除渣滓制成的。也有一些药酒是通过发酵等方法制成的。因为酒有通血脉、行药势、温肠胃、御风寒等作用，所以酒和药配伍可以增强药力，既可用于防病、治病，又可用于病后的身体恢复。

从使用方法来看，多数药酒是内服的，但是也有外用的，还有一些药酒既可以内服，也可以外用。从药酒的作用来看，药酒可以分为治疗类药酒和滋补养生类药酒。前者有特定的医疗作用；后者具有养生保健的作用，其中一部分还可以作为日常饮料服用。

在古代，用酒治病，特别是制成药酒来防治疾病的现象十分普遍，因而古人视酒为百药之长。《千金方》就记载："一人饮，一家无疫，一家饮，一里无疫。"另外，用酒泡大黄、白术、桂枝、桔梗、防风等制成的屠苏酒，是古代除夕男女老幼必用之品。

具体来说，药酒有以下优点。

◎药酒比其他剂型的药物容易保存。因为酒本身就具有一定的杀菌防腐的作用，药酒只要配制适当，遮光密封保存，即可经久存放，不易出现腐败变质的现象。

◎饮用药酒可以减少用药剂量，便于服用。虽然有些药酒方的中药种类较多，但制成药酒后其有效成分易溶于酒中，故服用剂量较之汤剂可明显减少，服用起来也很方便。

◎服用药酒吸收迅速。人体对酒的吸收较快，药物通过酒进入血液循环，周流全身，能较快地发挥治疗作用。

◎药酒的剂量容易掌握。因为药酒是均匀的溶液，单位体积中的有效成分固定不变。

◎服用药酒较为适口。因为大多数药酒中掺有糖和蜜，作为方剂的一个组成部分，糖和蜜具有一定的矫味作用，可使药酒服用起来甘甜适口。

家庭自制药酒的准备工作

除从成品酒市场购买药酒外，人们也可以在家中自制药酒，但要掌握正确的制作方法。

✿ 泡酒必需的工具

◎密封瓶。瓶口与瓶盖密合是药酒配制成功的关键。

◎瓶塞。人们可以依据个人喜好随时更换瓶塞，但是一定要保证瓶塞与瓶口密合。

◎酒标。一个好的酒标，不仅要能够清晰地传达该瓶酒的信息，还要带有别样的风情。

◎制冰盒。用制冰盒制作出的各种造型的冰块与酒搭配使用，别有风味。

✿ 药材的处理

制备药酒的中药材一般都要切成薄片，或者捣碎成粗颗粒状。例如，坚硬的皮、根、茎等植物药材可切成3毫米厚的片，草质茎根可切成3厘米长的碎段，种子类可以用棒击碎。按照处方从中药店购买的中药材多已经过加工炮制，使用时只需洗净、晾干即可。而自行采集的鲜药、生药往往还需要先行加工炮制。对于来源于民间验方的中药，首先要弄清其品名、规格，以防同名异物造成用药错误。

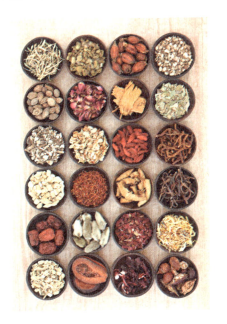

✿ 配方的选择

人们在自制药酒时首先需要选择适合家庭制作的药酒配方，因为并不是所有的药酒配方都适合家庭制作。例如，有些有副反应的中药需要经过炮制才能使用。如果制作药酒的人对药性、剂量不甚清楚，又不懂得药酒配制常识，则应请教中医师，切忌盲目配制饮用药酒。

✿ 酒的选择

现代药酒的制作多选用50～60度（酒中乙醇的体积占比为50%～60%）的白酒，

因为酒精浓度太低不利于中药材中的有效成分的溶出，而酒精浓度过高可能会使药材中的少量水分被吸收，导致药材质地变得坚硬，有效成分难以溶出。对于不善饮酒的人来说，也可以以低度白酒、黄酒、米酒或果酒等为基质酒，但浸出时间要适当延长或浸出次数要适当增加。

自制药酒的方法

人们在制作药酒时，通常需要将中药材浸泡在酒中，经过一段时间后，中药材中的有效成分即可溶解在酒中，此时滤渣、取药酒汁即可。一般泡制药酒的方法有以下几种。

✺ 冷浸法

冷浸法最为简单，尤其适合家庭配制药酒。采用此法时，可先将炮制后的药物碎片或粗粉置于密闭的容器中，加入适量白酒，浸泡14天左右，并经常摇动，待有效成分溶解到酒中以后，即可滤出药酒。药渣也可压榨，榨出液后与浸出液合并，静置数日后过滤即成。若所制的药酒需要加糖或蜂蜜矫味，可先将白糖用等量白酒温热溶解、过滤，再将药酒和糖液混匀，过滤后即成。

✺ 热浸法

热浸法是一种古老的制作药酒的方法。这种方法的优点是既能加快浸取速度，又能使药材的有效成分更快、更充分地浸出。通常的做法：先将中药材与酒同煮一定的时间，然后放冷储存。采用隔水煮炖的间接加热方法：家庭制作药酒时可先将中药材与酒放入小不锈钢锅或搪瓷罐等容器中，然后将此容器放入另一个更大的盛水锅中炖煮，时间不宜过长，以免药酒挥发。一般可于药面出现泡沫时离火，趁热密封，静置半个月后去渣即得。

✺ 煎煮法

将中药材碾成粗末，全部放入砂锅中，加水直至水面高出药面约10厘米，浸泡约6小时，加热煮沸1~2小时，过滤后再复煎一次。合并两次滤液，静置8小时，取上清液加热浓缩成稠膏，待冷后加入等量的酒，混匀，置于容器中，密封约7天，取上清液，即成。煎煮法用酒量较少，服用时酒味不重，但含挥发油的芳香性中药材不宜采用此方法。

✺ 酿造法

先将中药材加水煎熬，过滤去渣后浓缩成药汁（有些药物也可直接压榨取汁），再将糯米煮成饭，然后将药汁、糯米饭和酒曲拌匀，置于干净的容器中，加盖密封，在保温处静置10天左右。尽量减少容器内的材料与空气的接触，并保持一定的温度，发酵后滤渣即成。

自制药酒的一般步骤

❀ 风干或烘干

将材料清洗干净后，可放在通风处自然阴干。而干品类的材料，洗净后也可以利用烤箱来烘干，但切忌将材料烤焦，以免药物中的有效成分挥发。

❀ 材料装瓶，注入酒液

将准备好的材料以均匀且层层交替的方式平铺于容器内，对于不同性质的药材，最好做到有顺序地装瓶。第一层可放置味道甘甜的材料，如黄芪或冰糖，这样可以保持酒的对流状况良好，增加酒的甘甜滋味；再一层一层地铺上不同材料，最后将酒注入容器内，直至酒液完全盖过材料。

将材料装瓶后，就要加盖密封。除了密封瓶，其他的容器都不易达到隔绝空气的密封效果，最好先在瓶口盖上干净的塑胶袋，再加盖密封，这样才能让酒完全发酵，避免发霉变质。放置地点一定要选在阳光照射不到的阴凉处，夏天泡的水果酒较易腐败，最好能存放在冰箱中冷藏。每隔3～7天，摇晃瓶身1次，让药材充分与酒混合，这样酿出来的酒，气味才会均匀而质醇。

自制药酒需要注意的问题

◎凡是用来配制药酒的容器均应先清洗干净，再用开水煮烫消毒。

◎配制好的药酒应及时装进细口长颈的玻璃瓶或其他有盖的容器中，并将口部密封。家庭自制的药酒要贴上标签，并写明药酒的名称、作用、配制时间、用量等内容，以免时间久了发生混乱，造成不必要的麻烦。

◎在选购密封瓶时要特别注意瓶口是否能与瓶盖完全密合。

◎药酒储存宜选择温度变化不大的阴凉处，室温以10～25℃为佳，不能与汽油、煤油及其他有刺激性气味的物品混放。

◎将酿制好的酒装入小酒瓶中储存，便于随时饮用，但一定要注意用瓶塞塞紧瓶口。

◎酿酒日与酒的开封日，一定要选择干燥的晴天，这样才不会因为空气的湿度过高，降低酿酒的成功概率。

◎储存药酒时要避免阳光的直接照射，以免药酒中的有效成分被破坏，使药酒的功效降低。

◎无论是草药还是水果，切块与研末都有助于其有效成分的快速释放、缩短浸泡时间，但最好不要将材料切得太小甚至研成细末，这样会让酒质过于浑浊，难以入口。

常见问题解疑

❈ 药酒在何时服用为宜

药酒通常应在饭前服用，一般不宜佐膳饮用，以便药物被迅速吸收，较快地发挥其治疗作用。另外，大多数药酒以温饮为佳，以便更好地发挥药酒的温通补益作用。

❈ 每次服用多少药酒为宜

人们在服用药酒时要根据自身对酒的耐受力而定。一般每次可饮10～30毫升，每日早晚饮用，或根据病情和所用药物的性质及浓度而调整。药酒不可多饮滥服，否则会引起不良反应。例如，多服了含人参的补酒可能造成胸腹胀闷、不思饮食；多服了含鹿茸的补酒可能造成发热、烦躁，甚至鼻出血等。此外，饮用药酒时，应

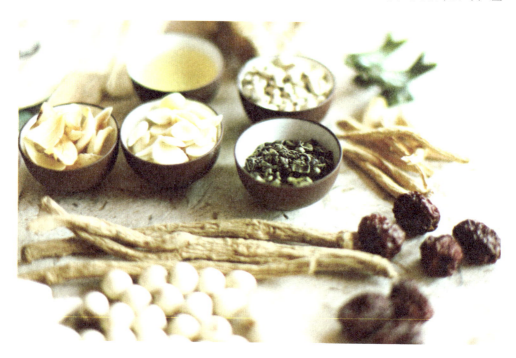

避免有不同治疗作用的药酒交叉饮用。用于治疗的药酒在饮用过程中应病愈即止，不宜长久服用。

✺ 哪些人不宜饮用药酒

凡患有感冒、发热、呕吐、腹泻等病症的人不宜饮用滋补类药酒。对于肝炎、肝硬化、消化系统溃疡、浸润性肺结核、癫痫、心脏功能不全、慢性肾功能不全、高血压等患者来说，饮用药酒也是不适宜的，有可能会加重病情。

此外，对酒过敏的人和皮肤病患者也要禁用或慎用药酒。

✺ 饮用药酒是否有年龄限制

人们在饮用药酒时要注意年龄和生理特征。

对于女性来说，在妊娠期和哺乳期一般不宜饮用药酒；在行经期，如果月经正常也不宜饮用药酒。

就年龄而言，年老体弱者因新陈代谢较为缓慢，药酒的饮用量应适当减少。而青壮年的新陈代谢相对旺盛，药酒的饮用量可相对多一些。对于儿童来说，其大脑皮质生理功能尚未完善，身体各器官均处于生长发育阶段，容易受到酒精的伤害，且年龄越小，酒精中毒的概率越大。因此，儿童一般不宜饮用药酒，如病情需要，也应咨询医生。

✺ 药酒外用有哪些注意事项

外用药酒一般由活血化瘀、舒筋通络及有消炎止痛作用的中草药，再加上有芳香走窜、渗透作用的药物如冰片、樟脑、麝香等配制而成，主要用于运动系统损伤的治疗，如关节肌肉扭伤、劳损、风湿、神经炎等。

外用药酒的注意事项如下：用药酒按摩时注意不要直接按擦骨骼突出部，以免损伤皮肤和骨膜组织而加重病情；药酒按摩疗法不适用于急性骨折、关节脱位、骨裂及有表皮破损的损伤等；心、肝、肺、肾有严重疾患者也应禁用该法。

外用药酒严禁内服，以免引起中毒。骨肿瘤、骨结核、软组织化脓性感染等患者也应慎用药酒，以免使病变扩散。软组织损伤在2天内，因局部出血而肿胀严重者，如果此时在患处用力揉按，会使红肿灼痛症状加重，故一般不宜使用药酒。

✺ 饮用药酒应遵守的原则

◎药酒不同于一般的酒，其除具有药物的治疗作用外，还具有药物的副反应，所以必须按规定的剂量与疗程饮用，在病愈后应立即停止饮用（补益药酒除外）。

◎注意饮用药酒后的反应，如在饮用药酒后出现呕吐、眩晕、心跳加快、血压升高等，则应立即停止饮用，并在医务人员指导下进行处理。

◎药酒里所含的酒精，一部分会经过肝脏代谢后被排出体外，这无疑增加了肝脏的负担。所以人们在饮用药酒时，可以适当地加入糖或者蜂蜜，从而减少肝脏所受的伤害。

◎若饮用药酒的时间较长，则可能对体内的新陈代谢造成影响，如造成蛋白质的损失较多。因此，人们在长时间饮用药酒时必须注意补充蛋白质，可多食用一些蛋类、瘦肉、鸡血等食物。

◎饮用药酒后，不宜进行房事，不可顶风受寒，不宜食醋，不宜立即进行针灸，需要好好休息。

◎服用药酒以秋冬寒冷季节为宜，夏天一般停饮。如为治慢性病、强身壮体之用，则可以不受此限。

◎有不同治疗作用的药酒不可交叉服用，以免影响药酒的疗效。

◎有些药酒含有少量沉积于瓶底的沉淀物，此为无效成分，不宜饮用。

◎补益类药酒忌与萝卜、葱、蒜等同服。

◎有感冒发热、呕吐、腹泻等病症时，应暂时停止进补药酒。

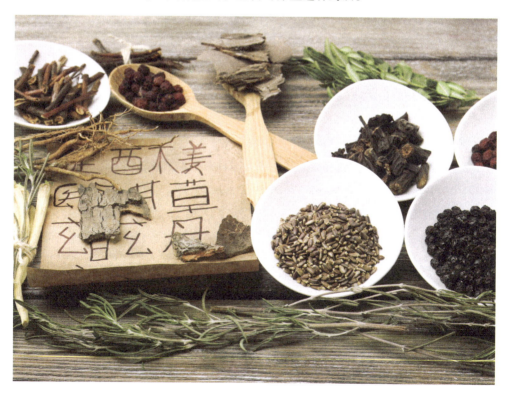

什么是药膳

药膳即药材与食材相配伍而做成的美食。它发源于我国传统的饮食文化和中医食疗文化，是中国传统的医学知识与烹调经验相结合的产物。它"寓医于食"，既将药物作为食物，又将食物赋以药效，药借食力、食助药威，二者相辅相成，相得益彰；既具有较高的营养价值，又可防病治病、保健强身、延年益寿。

另外，药膳食品多选用药食两用之品，不仅具备了美食的色、香、味的特征，而且由于加入了部分中药，经过精心的烹调，做到了"良药可口"。所以说药膳是充分发挥中药效能的美味佳肴，特别能满足人们"厌于药，喜于食"的天性。

药膳养生更深入人心

药食同源理论不仅在中医治病养生中占据了重要地位，在人们的心目中也有着不可动摇的位置。这是因为，药食同源的养生保健法打破了良药苦口的说法，它将药物与食物有机结合起来，或直接选用具备药食同源特质的食物，采用我国传统的方法进行烹调，真正实现了良药不必苦口的目的。这种治病、保健方法，深受人们喜爱，因此药食同源理念更加深入人心。

◎药膳是中医学的一个组成部分，无论是组方配伍还是施膳原则，均以中医基本理论作为指导，体现了辨证施膳的理念。

◎药膳具有独特的制作方法，是根据中医学的理论和用药要求，结合药物性能，将食品烹调和药物加工炮制技术相结合而成的一套特殊制作方法。

◎药膳是一种特殊食品，在药物与食品的综合作用下，既能满足营养与保健的需求，又具有药物的功效并保证了食品的美味。

药食两用的理论依据

隋朝时期的《黄帝内经太素》一书中写道："空腹食之为食物，患者食之为药物。"这反映出药食同源的思想。《淮南子·修务训》称："神农尝百草之滋味，水泉之甘苦，令民知所

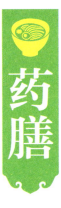

药膳 药食同源的直接体现

避就。当此之时，一日而遇七十毒。"可见，神农时代药与食不分，无毒者可就，有毒者当避。《黄帝内经》对药食同源也有着非常权威的阐述，如"大毒治病，十去其六；常毒治病，十去其七；小毒治病，十去其八；无毒治病，十去其九。谷肉果菜，食养尽之。无使过之，伤其正也"。这里讲述了最早的食疗原则，也是药食同源理念的一种体现。

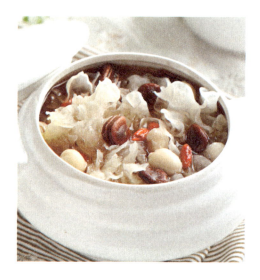

另外，用量问题体现了药食两用之说。

中医药学专家指出，中药是一个非常大的药物概念，所有的动植物、矿物质等都属于中药范畴，凡是可以内服的中药都可以食用，只不过存在着一个用量问题。而对于很多具有药性的食物来说，也存在用量问题。例如，有些食物性偏寒，多吃伤脾胃；有些食物性平和，可适当加大用量，对人体有很好的滋补功效。例如，雪梨既是一种水果，也是一种中药，性微寒，能清肺润燥、生津止渴，所以在夏季和秋季食用最好，如果在冬季食用就会伤脾胃，情况严重的还会导致感冒。生姜既是日常生活中常见的食物，也是一种中药，性温，能温中祛寒，适合天气寒冷的冬季食用，在夏天食用就会适得其反，容易上火。由此可见，药物与食物都存在一个用量问题，很难将二者明确地划分出来，这也是药食同源的另一个理论依据。

食物的中药属性

根据中医理论，食物会对机体的某些部位产生特殊的作用，食物的作用与脏腑经络联系密切。下面我们对常见的食物进行归经分类，以便于我们秉承"春养肝，夏养心，秋养肺，冬养肾，四季养脾胃"的原则，在不同季节选择不同的养生食物。

❀ 归心经的食物

◎**粮豆类**：绿豆、红豆、小麦等。

◎**蔬果类**：甜瓜、柿子、椰子、西瓜、柠檬、桃子、龙眼肉等。

◎**水产品类**：蛏肉、海参等。

◎**禽畜类**：猪心、兔肉等。

✸ 归脾经的食物

◎粮豆类：蚕豆、扁豆、豌豆、豇豆、黄豆、花生、粳米、糯米、小米等。

◎蔬果类：荠菜、大头菜、芋头、茄子、油菜、苹果、枇杷等。

◎水产品类：鲢鱼、鳝鱼、泥鳅等。

◎禽畜类：牛肉、羊肉、鸡肉、鸭肉、鹅肉、猪肚、猪肉、猪血、火腿等。

✸ 归肾经的食物

◎粮豆类：蚕豆、黑豆、刀豆、豇豆、小麦、小米、甘薯、粟米、薏苡仁等。

◎蔬果类：香椿、韭菜、山药、葡萄、核桃、樱桃、石榴、西瓜等。

◎水产品类：黄鱼、海蜇、海参、淡菜、龙虾、蛏肉、对虾等。

◎禽畜类：鸭肉、羊肉、猪耳、猪血、猪肝、猪心、火腿等。

✸ 归胃经的食物

◎粮豆类：绿豆、黑豆、蚕豆、扁豆、豌豆、大麦、黄豆芽、豆腐、豆腐乳等。

◎蔬果类：黄瓜、苦瓜、茄子、芹菜、白菜、红枣、山楂、梨、西瓜、甘蔗、甜瓜、栗子等。

◎水产品类：银鱼、鲫鱼、鳙鱼、蟹、墨鱼、带鱼、黄花鱼等。

◎禽畜类：牛肉、鸡肉、猪肉、猪肚等。

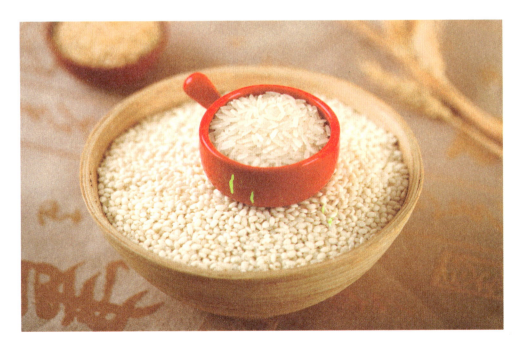

✿ 归肺经的食物

◎粮豆类：薏苡仁、糯米、豆腐、豆腐皮等。

◎蔬果类：荸荠、竹笋、芦笋、洋葱、白萝卜、胡萝卜、香蕉、葡萄、核桃、橙子等。

◎水产品类：海藻、紫菜、鲢鱼、鲥鱼、鳗鱼、泥鳅等。

◎禽畜类：猪皮、鸭肉、猪肺、鹅肉等。

✿ 归肝胆经的食物

◎蔬果类：茼蒿、黄花菜、西红柿、丝瓜、荔枝、杧果、无花果、金橘等。

◎水产品类：蛤蜊、田螺、带鱼、鲳鱼、海蜇、淡菜、蛏肉、蚌肉、鳗鱼等。

◎禽畜类：牛肝、猪肝、羊肝等。

✿ 家中必备的补益中药

下面分别列举一些中医常用的补益药及其功效。

补药类别	常见药材	滋补功效
补阳药	鹿茸	壮肾阳、益精血、强筋骨、调冲任、敛疮毒
	冬虫夏草	益肾壮阳、补肺平喘、止血化痰
补阴药	枸杞子	滋肾润肺、补肝明目
	黑芝麻	补肝肾、益精血、润肠燥
	百合	养阴润肺、清心安神
补气药	黄芪	补气升阳、益卫固表、敛疮生肌、利水消肿
	山药	益气养阴、补脾肺肾
	红枣	补气健脾、养血安神、缓和药性
	甘草	补脾益气、清热解毒、润肺止咳、缓急止痛、调和药性
补血药	阿胶	补血止血、滋阴润燥、安胎
	当归	补血活血、调经止痛、润肠通便

第二章

解表类

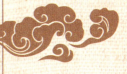

紫苏

行气宽中，清痰利肺

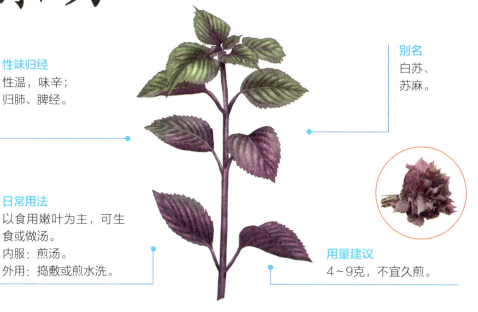

性味归经
性温，味辛；
归肺、脾经。

别名
白苏、
苏麻。

日常用法
以食用嫩叶为主，可生
食或做汤。
内服：煎汤。
外用：捣敷或煎水洗。

用量建议
4~9克，不宜久煎。

　　紫苏为唇形科紫苏属植物的叶或带叶小软枝。紫苏为多系栽培，分布于全国；野紫苏则多分布于长江以南各省。

🌿 适用病症

　　适用于感冒胸闷、恶寒发热、咳嗽、气喘、胎动不安、胸腹胀满、呕吐，以及鱼、蟹中毒等病症。

🌿 注意事项

　　体虚乏力兼气短者、溃疡病患者、糖尿病患者、婴幼儿、老年人等忌服。

常用配伍

紫苏 解表理气	+	藿香 温中化湿	→	适用于外感风寒夹湿证，症见腹痛、吐泻等病症。
紫苏 理气安胎	+	黄连 清热止呕	→	有清热燥湿、安胎的功效，适用于妊娠呕吐、心烦不安、胃肠湿热等病症。

茶 苏羌茶

材 料 / 紫苏5克，羌活、茶叶各9克。

制 法 / ❶ 以上3味材料共研为粗末，以适量沸水冲泡即可。

❷ 或者直接将以上3味材料放入砂锅中，加入适量清水，大火烧沸后转小火续煮10分钟，滤渣、取药汁。

用 法 / 每日1剂，随时温服。

功效 对于紫苏，《本草纲目》记载："行气宽中，清痰利肺，和血，温中，止痛，定喘，安胎。"羌活能散寒祛风，有解热、消炎的功效。此茶适用于因风寒感冒所引起的恶寒、发热、无汗、乏力、肢体酸痛等病症。

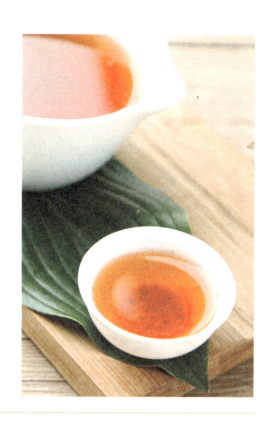

膳 黄瓜焖鳝鱼

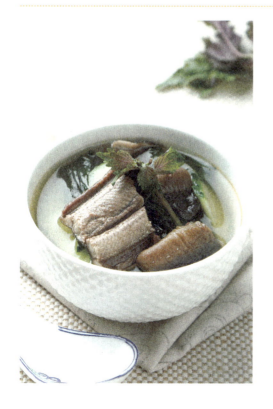

材 料 / 黄瓜150克，紫苏10克，黄鳝500克，盐、鸡精适量。

制 法 / ❶ 先将黄鳝去除骨头、腹内杂物，然后用盐擦洗干净，入沸水中氽烫，去血水、黏液，捞出切小块；黄瓜洗净、切块；紫苏洗净。

❷ 往锅内加入适量植物油，烧至八成热，先放入黄鳝块煸炒，再放入紫苏、黄瓜，加入适量清水，大火烧沸，转小火炖煮至黄鳝块熟透。

❸ 放入盐、鸡精调味即可。

用 法 / 佐餐食用。

功效 此膳适用于风湿性关节炎。

方 紫苏生姜汁

材 料 / 紫苏12～15克，鲜生姜适量。

制 法 / ❶ 将紫苏洗净，鲜生姜切片。
❷ 将紫苏和鲜生姜片放入砂锅中，加适量清水，大火烧沸，转小火煎煮15～20分钟，滤渣、取药汁。

用 法 / 每日1剂，分2～3次服用。

功效 此方有缓解食物中毒症状的功效。

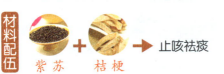

材料配伍　紫苏 ＋ 桔梗 ➡ 止咳祛痰

膳 紫苏红豆汤

材 料 / 紫苏10克，红豆60克，桑皮15克，生姜2片。

制 法 / 将紫苏、桑皮、生姜片用干净的布包好，扎紧后与红豆一同放入砂锅中，加入适量清水，大火烧沸，转小火煎煮至红豆熟烂后，捞出药包。

用 法 / 食豆饮汤。

功效 此膳具有解暑清热、利尿除湿的功效，适用于小便赤黄、大便不畅。

膳 紫苏芦根汤

材 料 / 绿豆、芦根各100克，紫苏15克，生姜10克。

制 法 / ❶ 将芦根、生姜、紫苏洗净，放入砂锅中，加入适量清水大火烧沸，转小火煎煮15～20分钟，滤渣、取药汁。
❷ 将绿豆洗净，和药汁一同放入砂锅中煮10分钟左右即可。

用 法 / 佐餐食用。

功效 此汤有助于排除人体内的湿热毒素。

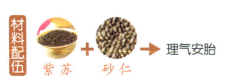

材料配伍　紫苏 ＋ 砂仁 ➡ 理气安胎

方 荆芥紫苏方

材 料 / 荆芥、山楂各10克，紫苏6克，冰糖20克。

制 法 / 将荆芥、山楂、紫苏洗净，放入砂锅中，加入冰糖、适量清水大火烧沸，转小火煎煮15～20分钟，滤渣、取药汁。

用 法 / 每日2剂。

功效 此方解表散寒，适用于风寒感冒引起的发烧。

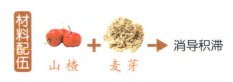

材料配伍　山楂 ＋ 麦芽 ➡ 消导积滞

香薷

发汗解暑，行水散湿

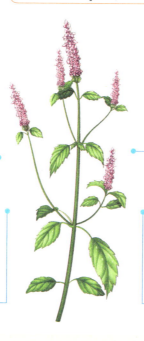

性味归经
性微温，味辛；归肺、脾、胃经。

别名
香茹、香草、紫花香茅、蜜蜂草。

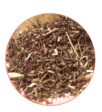

日常用法
煎汤或研末。

用量建议
3～9克。

香薷为唇形科植物海州香薷的带花全草，因叶子散发香气而得名，分为野生香薷和人工种植香薷两种，分布于河北、河南、陕西、山东等地。

🌿 适用病症

适用于暑湿感冒、恶寒发热、头痛无汗、胸痞腹痛、呕吐腹泻、水肿等病症。

🌿 注意事项

◎ 表虚者忌服。
◎ 火盛气虚、阴虚有热者禁用。

常用配伍

香薷 解表祛湿 ＋ **白扁豆** 祛暑和中 → 有祛暑和中的功效，多用于夏令感寒、吐泻等病症。

香薷 解表和中 ＋ **黄连** 健脾化湿 → 有消暑化湿的功效，多用于夏令感寒、吐泻、腹痛及寒湿内蕴引起的水肿等病症。

茶 香薷白扁豆茶

材料 / 香薷500克，白扁豆（微炒）、厚朴（去粗皮，姜汁炙熟）各250克。

制法 / 将以上材料放入砂锅中，加入适量清水，大火烧沸，转小火煎煮至白扁豆熟烂。

用法 / 代茶饮，少量多次。

功效 此茶适用于阴暑。阴暑是指患者在大热天时受寒，或者吃了过多生冷的食物，导致胃肠损伤而出现一系列症状的疾病，有发热、怕冷、无汗、全身疼痛等类似感冒的症状，同时会感到头脑不清醒、头昏、没精神、胸口闷，有时还会恶心、呕吐、拉肚子、大便不畅等。

方 香薷方

材料 / 香薷3～9克。

制法 / 将香薷放入砂锅中，加入适量清水，大火烧沸，转小火煎煮5～10分钟，滤渣、取药汁。

用法 / 每日1剂，温服。

功效 此方具有发汗解表的功效，适用于急性胃肠炎、脚气水肿、夏季感冒、肾炎性水肿等病症。

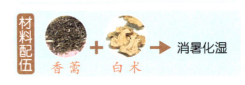

材料配伍 香薷 ＋ 白术 → 消暑化湿

茶 香薷淡竹叶茶

材料 / 香薷、淡竹叶各3克，车前草5克，薄荷4克。

制法 / ❶ 将香薷、淡竹叶、车前草、薄荷用水过滤，洗净。
❷ 将过滤后的材料一同放入砂锅中，加入3碗清水，煎沸后煮5分钟，滤渣、取药汁。

用法 / 代茶温饮，每日1～2剂。

功效 香薷可解暑化湿，淡竹叶可清热利尿，加上车前草、薄荷使此茶具有消暑解热、除烦止渴的功效，适用于暑热感冒，症伴胸闷、烦渴、小便短赤者。

方 香薷止泻饮

材料 / 紫苏、藿香（后下）、佩兰（后下）、白芍、葛根、黄芩各10克，香薷（后下）、黄连、木香、桂枝各6克。

制法 / 将除藿香、佩兰、香薷外的其他材料放入锅中，加入适量清水，大火烧沸，转小火煎煮30分钟左右，下入藿香、佩兰、香薷，再煎煮5分钟，滤渣，取药汁。

用法 / 每日1剂，分2次服用。

功效 此方可芳香宣化、清热止泻，适用于痢疾初起有表证者，症见发热、恶寒、恶心、腹痛阵作，里急后重，大便有脓血黏液，两脉濡滑而数，舌红苔白根厚而腻。

薄荷

发散风热，利咽止痒

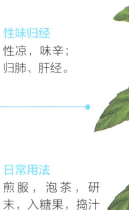

性味归经
性凉，味辛；
归肺、肝经。

别名
夜息药、
鱼香草、
升阳菜。

日常用法
煎服，泡茶，研
末，入糖果，捣汁
或煎汁涂抹等。

用量建议
3~6克。

薄荷为唇形科草本植物薄荷的茎叶，多生长于山野湿地，根茎横生地下。薄荷清淡芳香，全国各地均有分布。

🌿 适用病症

适用于外感风热、头痛目赤、咽喉肿痛、食滞气胀、口疮牙痛，以及风疹、瘰疬、疝痛、下痢等病症。

🌿 注意事项

体虚多汗、阴虚血燥者忌服。

常用配伍

薄荷 + 夏枯草 → 有疏肝泻热的功效，多用于肝火过盛引
疏肝解郁   疏肝泻火   起的目赤肿痛等病症。

薄荷 + 桔梗 → 有清热利咽的功效，多用于咽喉肿痛等
疏风散热   宣肺利咽   病症。

茶 薄荷绿茶

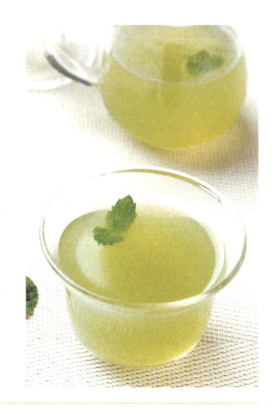

材 料／鲜薄荷叶5~6片，绿茶、蜂蜜、冰块适量。

制 法／❶ 将鲜薄荷叶洗净；绿茶用适量沸水冲泡好，滤取茶汁备用。

❷ 将冰块加入带盖的杯中，依次加入蜂蜜、鲜薄荷叶，最后将茶汁倒入杯内，盖上盖子，来回摇动8~10次。

用 法／代茶频饮。

功效 薄荷具有清热解乏、清利头目、缓解压力等功效；绿茶性凉，富含咖啡因和儿茶素等成分，具有提神醒脑、利尿解渴的功效。两者搭配饮用，可以消除烦热，振奋精神。

酒 薄荷酒

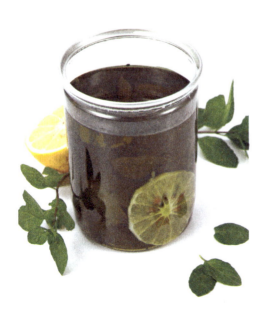

材 料／鲜薄荷50克，柠檬半个，35度的蒸馏酒720毫升。

制 法／❶ 将鲜薄荷洗净后沥干水分。

❷ 将柠檬洗净后切成薄片。

❸ 将薄荷与柠檬片放入玻璃瓶中，倒入蒸馏酒，密封放置于阴凉处，2周后将汁过滤到窄口瓶内。

用 法／既可直接饮用或加冰块饮用，也可加在果汁、冰咖啡或红茶里饮用。

功效 薄荷中含有薄荷醇，不仅可以消除疲劳，还能帮助人们缓解忧郁与心浮气躁的情绪。

🍵 荸荠清凉茶

材料 / 荸荠200克，鲜薄荷10克，白糖适量。

制法 / ❶ 将荸荠洗净、去皮、切碎、搅汁。

❷ 将鲜薄荷洗净加白糖捣烂，放入荸荠汁中并加水至200毫升。

用法 / 代茶频饮。

功效 薄荷可有效缓解和改善风疹、瘰疬的症状。此茶适用于荨麻疹等病症。

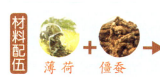
材料配伍　薄荷 + 僵蚕 → 清热息风

🍵 养颜美人茶

材料 / 玫瑰果、玫瑰茄各2克，鲜薄荷叶5片，德国洋甘菊1克。

制法 / 将所有材料放入杯中，冲入适量开水，加盖闷泡3～5分钟即可。

用法 / 代茶频饮。

功效 此茶可补肝养血，美白肌肤，舒缓神经紧张。玫瑰果和玫瑰茄中都含有大量的维生素C，长期饮用此茶可延缓肌肤皱纹的产生，使肌肤光滑、富有弹性，并能有效消除肌肤斑点、抗老化，是美容养颜的良品。

🍲 薄荷粥

材料 / 鲜薄荷30克，粳米50克。

制法 / ❶ 将鲜薄荷洗净、放入砂锅中，加入适量清水，大火烧沸，转小火煎煮3～5分钟，滤渣、取药汁。

❷ 将粳米淘洗干净、放入砂锅中，加入适量清水煮至米熟，再加入薄荷汁，煮沸即可。

用法 / 每日食用1～2次。

功效 薄荷性凉，不仅可以疏风散热，还可以缓解咽喉肿痛，因此，此膳有利咽喉、令口香的功效。

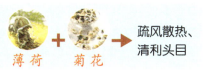
材料配伍　薄荷 + 菊花 → 疏风散热、清利头目

🔷 蝉蜕薄荷方

材料 / 蝉蜕5只，薄荷、冰糖适量。

制法 / 将蝉蜕和薄荷一起放入砂锅中，加入适量清水，大火烧沸，转小火煮30分钟，加入冰糖，待冰糖溶化即成。

用法 / 每日1剂，分2次服用，连服5～7日。

功效 此方适用于小儿因惊吓所导致的夜啼。

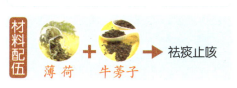
材料配伍　薄荷 + 牛蒡子 → 祛痰止咳

葱白

宣通阳气，发汗解表

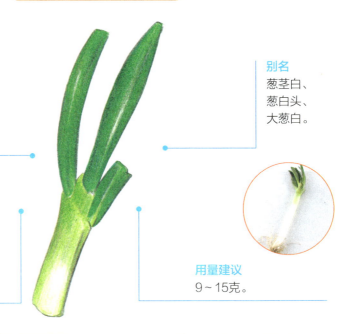

性味归经
性温，味辛；
归肺、胃经。

别名
葱茎白、
葱白头、
大葱白。

日常用法
内服：煎汤，酒煎。
外用：捣敷，煎水洗。

用量建议
9～15克。

　　葱白是百合科植物葱近根部的鳞茎。葱白多鲜用，可随时采摘，广泛生长于全国各地，采摘后去叶及根，除去外膜，即可使用。葱白的应用范围很广泛，不仅可以作为中药使用，也常用于调味、烹饪。

🍂 适用病症

　　适用于风寒感冒、阴寒腹痛、二便不通、痢疾、疮痈肿痛、虫积腹痛等病症。

🍂 注意事项

　　表虚多汗者忌服。

常用配伍

葱白 + **豆豉** →
发汗通阳　　解表退热

有发表散寒、解肌退热的功效，可用于外感风寒、发热、头痛无汗等病症。

葱白 + **干姜** →
宣通阳气　　回阳通脉

有消阴升阳的功效，可用于少阴下利、阳衰阴盛、表现恶寒、脉微等病症。

茶 生姜葱白茶

材料/ 生姜、葱白各10克，祁门红茶3克。

制法/ ❶ 将生姜、葱白洗净，生姜切片，葱白切段。

❷ 将生姜、葱白置于砂锅中，加入适量水，大火烧沸，小火煎煮3~5分钟。

❸ 趁热加入祁门红茶，冲泡3分钟左右即可饮用。

用法/ 代茶温饮，每日1剂。

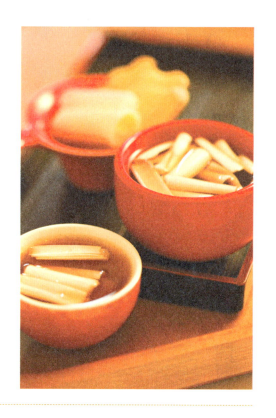

功效 生姜、葱白具有散寒解表的功效，搭配红茶适用于恶寒发热、咳嗽痰白的风寒感冒。

酒 葱姜酒

材料/ 生姜30克，葱白30克，盐6克，白酒15克。

制法/ 先将生姜、葱白一起捣成糊状，加入盐拌匀，再调入白酒，用纱布包好。

用法/ 外用，涂擦于前胸、后背、手心、脚心、腋下、肘窝，涂擦一遍后让小儿静卧即可。

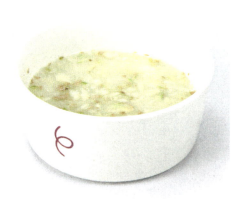

生姜

葱白

功效 此酒具有疏散风寒的功效，适用于小儿风寒感冒。

茶 菊花栀子茶

材 料/ 菊花、栀子花各10克，薄荷、葱白各3克，蜂蜜适量。

制 法/ ❶ 将菊花、栀子花、薄荷、葱白洗净后放入杯中，用适量开水冲泡。
❷ 加入蜂蜜调匀即可。

用 法/ 代茶温饮。

功效 此茶对缓解过敏性鼻炎有效。

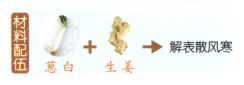

材料配伍　葱白 ＋ 生姜 ➡ 解表散风寒

膳 枸杞羊肾粥

材 料/ 枸杞叶250克，羊肾1只（约150克），羊肉60克，大米100克，葱白2根，盐适量。

制 法/ ❶ 将枸杞叶放入砂锅中，加入适量清水，大火烧沸，转小火煎煮20~30分钟，滤渣、取药汁。
❷ 将药汁与羊肾、羊肉、大米、葱白一同煮成粥，加入适量盐调味即成。

用 法/ 每日1剂，分2~3次食用。

功效 老年人常伴有耳鸣、耳聋等症状。中医认为，肾开窍于耳，肾精虚衰者，精少而不能濡养耳目，故而耳鸣耳聋，常伴头晕目眩、腰膝酸软、精神疲乏等症状。此膳益肾填精，适用于肾虚引起的耳鸣、耳聋等病症。

茶 葱白陈皮茶

材 料/ 葱白、陈皮各30克，蜂蜜适量。

制 法/ ❶ 将葱白洗净，切成段；陈皮用清水洗净。
❷ 将备好的葱白、陈皮一起放入砂锅内，加入适量清水，大火烧沸，转小火煎煮10分钟左右，滤渣、取药汁。
❸ 最后用蜂蜜调味即可饮用。

用 法/ 每日1剂，代茶温饮。

功效 葱白特有的刺激性气味能去除腥膻等油腻厚味及菜肴中的异味，并有杀菌作用，可刺激消化液的分泌，增进食欲，所以此茶可用于缓解小儿消化不良的症状。

方 通络宣窍方

材 料/ 川芎、核桃仁各10克，赤芍、地龙各12克，红花、丹参、葱白、石菖蒲各9克。

制 法/ 将以上材料放入砂锅中，加入1000毫升清水，大火烧沸，转小火煎煮至300毫升左右，滤渣、取药汁。

用 法/ 每日1剂，分2次服用。

功效 此方活血化瘀、通络宣窍，适用于瘀阻脑络所致的阿尔茨海默病，症见久病痴呆、喜忘善怒、反应迟钝、胸闷急躁、沉默寡言或妄思臆想、舌质暗紫或有瘀点瘀斑。使用此方后人体会发汗，因此，使用此方后盖被，更利于出汗。

膳 莲子猪肚

材料/ 猪肚300克，水发莲子30克，盐、香油、葱白、姜片、蒜适量。

制法/ ❶ 将猪肚洗净，内装水发莲子（去心），用线缝合，放入锅内，加入适量清水，炖至猪肚熟透，捞出晾凉。

❷ 将猪肚切成细丝，同莲子一起放入盘中。

❸ 将葱白、姜片、蒜、香油、盐等材料与猪肚丝、莲子拌匀。

用法/ 每日1剂，佐餐食用。

功效 此膳有补气养胃的功效，适合营养不良、小便频数者食用。

方 马齿苋葱汤

材料/ 马齿苋50克，葱白20克，盐、香油适量。

制法/ ❶ 将马齿苋清洗干净，葱白剥皮、清洗后切段。

❷ 在锅内放入适量清水，烧沸后加入马齿苋、葱白段，调入盐、香油，待熬成汤即可。

用法/ 每日服用1～2剂。

功效 此汤有除湿止痢、杀菌消炎的功效。

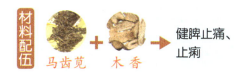

材料配伍 马齿苋 ＋ 木香 → 健脾止痛、止痢

方 葱白安胎饮

材料/ 芦根12克，葛根9克，知母、麦冬各6克，栀子、竹茹各4.5克，人参3克，葱白2根。

制法/ 将以上材料放入砂锅中，加入1000毫升清水，大火烧沸，转小火煎煮至300毫升左右，滤渣、取药汁。

用法/ 每日1剂，分2次服用。

功效 此方有养阴清胃的功效，适用于胃阴不足型妊娠呕吐。

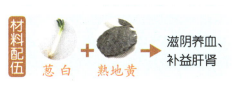

材料配伍 葱白 ＋ 熟地黄 → 滋阴养血、补益肝肾

膳 锁阳羊肉粥

材料/ 锁阳20克，羊肉片、粳米各100克，姜、葱白、盐适量。

制法/ ❶ 将锁阳放入砂锅中，加入适量清水，大火烧沸，转小火煎煮30～40分钟，滤渣、取药汁。

❷ 将药汁与羊肉片、粳米一起煮粥，加姜、葱白、盐调味。

用法/ 每日1剂，连服7～10日。

功效 此膳有缓解腰痛的功效。

材料配伍 干姜 ＋ 五味子 → 化饮止咳

防风

祛风解表，除湿止痛

性味归经
性温，味辛、
甘；归膀胱、
肝、脾经。

别名
关防风、
东防风。

日常用法
内服：煎汤或入丸、散。
外用：煎水熏洗。
一般生用，止泻炒用，止
血炒炭用。

用量建议
4.5~9克。

　　防风为伞形科植物防风的根，于春、秋两季采挖。将根挖出后，除去茎叶及
泥土，晒干后方可入药。防风多分布于黑龙江、吉林、内蒙古、河北等地。

🍂 适用病症

　　适用于风寒感冒、头痛、风湿痹
痛、风疹瘙痒、破伤风、骨节酸痛等
病症。

🍂 注意事项

◎阴血亏虚、热病动风者忌服。

◎血虚痉急或头痛不因于风寒者忌服。

常用配伍

防风　+　**天南星**　→　多用于外邪引起的风痰壅滞，头痛、身
祛风除湿　　除痰通络　　　痛及身体麻木等病症。

防风　+　**苍术**　→　多用于风湿痹痛及脾湿受风引起的水
散风解表　　祛风除湿　　　泻等病症。

膳 防风粳米粥

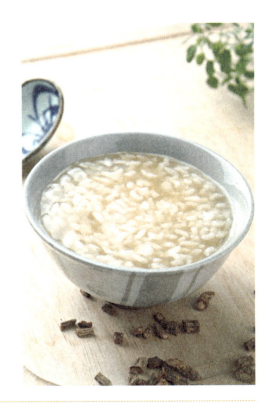

材 料/ 防风10～15克，葱白2根，粳米半杯。

制 法/ ❶ 将防风、葱白分别洗净，粳米淘洗干净。

❷ 将防风、葱白放入砂锅中，加入适量清水共同煎汤，滤渣、取药汁。

❸ 将粳米与适量水一同放入锅中以大火煮粥，待粥将熟时加入药汁，改小火熬煮片刻成粥即可。

用 法/ 佐餐食用。

功效 此膳有祛风散寒、解表止痛的功效。

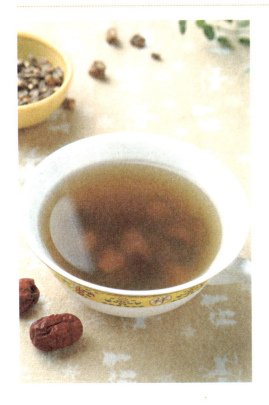

方 黄芪白术汤

材 料/ 红枣20克，黄芪、浮小麦各18克，白术15克，防风9克。

制 法/ ❶ 将白术、防风、黄芪、浮小麦、红枣洗净。

❷ 将制法❶中的所有材料放入锅中，加入适量清水，大火烧开，转小火熬煮30分钟即可。

用 法/ 食红枣、浮小麦，饮汤，每日1剂，连服5～6日。

功效 此方有抗过敏的功效，适用于卫阳不固引起的荨麻疹。

生姜

驱寒祛瘀，温胃止呕

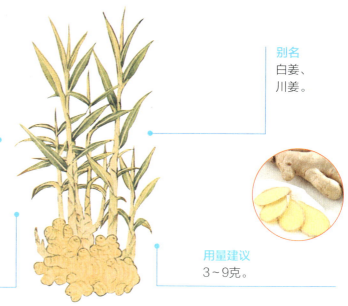

性味归经
性温，味辛；归
肺、胃、脾经。

别名
白姜、
川姜。

日常用法
煎汤，绞汁服，或
作调味品。

用量建议
3～9克。

　　生姜是姜科多年生草本植物姜的新鲜根茎。生姜主要分布于我国中部、东南部和西南部，生姜一般于春季栽培，7月、8月陆续采收。

适用病症

◎伤风感冒。
◎胃胀、恶心、呕吐。
◎荨麻疹。

注意事项

　　生姜一次不宜服用过多，以免人体吸收了大量姜辣素在排泄过程中刺激肾脏，产生口干、咽痛、便秘等症状。

常用配伍

生姜 解表散风寒	+	红枣 益气生津	→	可用于治疗感冒风寒，配伍健脾理气的中药；适用于胃脘不舒、恶心、呕吐等病症。
生姜 散逆和胃	+	竹茹 清热止呕	→	温清相济，有益胃清热、降逆止呕的功效，适用于胃虚有热之呕吐等病症。

酒 生姜酒

材 料 / 生姜（新鲜）200克，35度的蒸馏酒720毫升。

制 法 / ❶ 将生姜洗净，沥干水分，切成薄片。

❷ 将切好的姜片放入玻璃瓶中，倒入蒸馏酒，密封放置在阴凉处。2个月后待其熟成即可将汁过滤到窄口瓶中。

用 法 / ❶ 直接饮用。

❷ 加冰块饮用。

❸ 加蜂蜜或红茶饮用。

功效 生姜含有的姜辣素具有很强的杀菌和解毒功效，对于便秘、腹泻、宿醉、呕吐等病症还具有缓解作用。

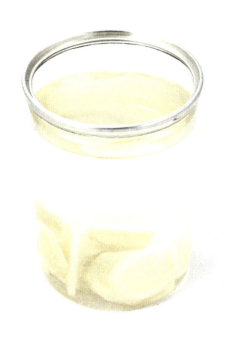

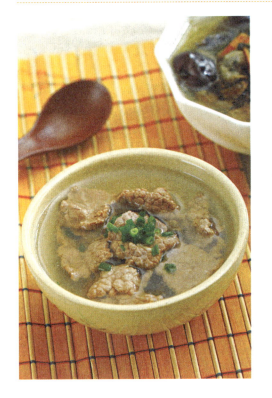

膳 姜汁牛肉汤

材 料 / 牛肉175克，生姜30克，葱末少许，白酒1小匙，盐、白糖、酱油适量。

制 法 / ❶ 将生姜洗净去皮，现磨去渣，滤出1小匙姜汁，盛入碗中，备用。

❷ 将牛肉洗净切片后放碗中，加入姜汁、白酒、盐、白糖和酱油，腌渍10分钟。

❸ 将锅置于火上，加入适量清水，烧至七成热时，放入腌渍好的牛肉片，以小火炖煮1小时，撒上葱末略煮，即可出锅。

用 法 / 饮汤食肉。

功效 此膳具有益气和胃、补虚益气的功效。

茶 姜枣通经茶

材料／生姜10克，红枣7枚，花椒3克，红糖适量。

制法／❶ 将生姜清洗干净，切成细丝备用。

❷ 将生姜丝与花椒、红枣一同放入砂锅中，加入适量水煎煮，至红枣熟软时，滤渣、取药汁。

❸ 加入红糖搅拌均匀即可饮用。

用法／此茶可用于经期前调整，经期前10天开始饮用，连续每日服用2次。

功效 此茶有散寒、止痛、暖胃、活血化瘀的功效。

茶 白菜根姜糖饮

材料／大白菜根300克，生姜3片（共10克左右），红糖60克。

制法／将大白菜根洗净，与生姜、红糖同煮。

用法／代茶温饮。

功效 此茶有解毒、散风寒的功效，可缓解和改善外感风寒之邪引起的恶寒、发热、头痛、无汗、恶心等病症。

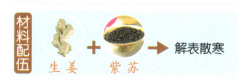

材料配伍　生姜 ＋ 紫苏 → 解表散寒

茶 生姜养胃茶

材料／生姜10克，醋、红糖适量。

制法／❶ 把生姜洗净切片，用醋浸泡1天。

❷ 把泡好的生姜片和红糖放入杯中，用适量沸水冲泡。

用法／代茶温饮。

功效 生姜是温里药，有发表散寒、助阳通脉、温胃止呕、提高免疫力和调理肠胃功能的功效，适用于腹痛、呕吐、咳嗽、泄泻等病症。

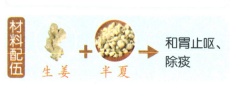

材料配伍　生姜 ＋ 半夏 → 和胃止呕、除痰

膳 党参生姜粥

材料／党参20克，茯苓、白术各15克，桂枝、生姜各10克，粳米100克，饴糖适量。

制法／❶ 将党参、茯苓、白术、桂枝、生姜洗净放入锅内，加入适量清水，大火烧沸，转小火煎煮30分钟，滤渣、留药汁。

❷ 将粳米淘洗干净后放入药汁中，以小火煮粥，待粥将熟时加入饴糖，再稍煮片刻即可。

用法／每日1剂，分2次温服。

功效 此膳有健脾暖胃、止痛的功效。

膳 姜丝炒肚片

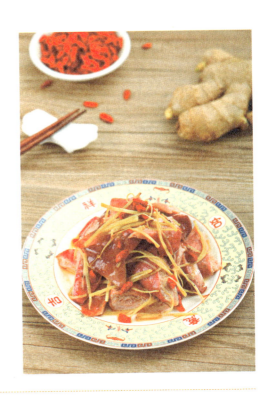

材料 / 猪肚300克,生姜丝50克,枸杞子少许,白醋1大匙,盐1/4小匙,冰糖1/2小匙,胡麻油2小匙。

制法 / ❶ 将猪肚及水放入汤锅中炖煮1小时,捞起后沥干、切条。

❷ 将油锅烧热,爆香生姜丝,再加入猪肚条及其余调料,拌炒均匀即可食用。

用法 / 佐餐食用。

功效 生姜有解毒、消炎、去湿活血、养胃、止呕等功效,猪肚可健脾胃、通血利水。二者搭配可改善胃寒、心腹冷痛等病症。

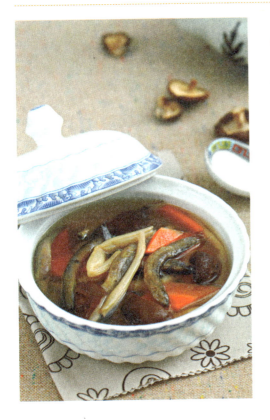

膳 生姜泥鳅汤

材料 / 泥鳅200克,水发黄花菜50克,香菇5朵,胡萝卜片少许,生姜1大块,盐2小匙,料酒1小匙,干淀粉适量。

制法 / ❶ 将泥鳅用干淀粉抓干体表黏液,宰洗干净;黄花菜切去头尾,洗净;香菇用水泡发,洗净切片;生姜洗净,去皮,切片。

❷ 将油锅烧热,放入生姜片、泥鳅,将泥鳅煎至金黄,烹入料酒,加入适量开水,大火煮10分钟。

❸ 加入黄花菜、香菇片、胡萝卜片,再滚片刻,加入盐调味即可。

用法 / 饮汤食肉。

功效 此膳有养胃、止呕、祛寒的功效。

菊花

养肝明目，解毒消肿

性味归经
性微寒，味
甘、苦；归
肺、肝经。

别名
秋菊、
寿客、
金英、
陶菊。

日常用法
煎汤，泡茶，浸酒
或入丸、散。

用量建议
10～15克。

　　菊花为菊科多年生草本植物菊的干燥头状花序，一般在晚秋初冬，花初开时采收，经晒干或烘干后入药。

适用病症

　　适用于风热感冒、咽喉肿痛、目赤肿痛、风火头痛、鼻炎、支气管炎、痈疖疔毒、丹毒、湿疹、皮肤瘙痒等病症。

注意事项

◎脾胃虚寒、食少泄泻者慎服。
◎过敏体质者慎服。

常用配伍

菊花 清热解毒 ＋ **金银花** 疏散风热 → 有清热解毒的功效，适用于各种疔疮痈毒和热毒血痢等病症。

菊花 清热息风 ＋ **天麻** 平肝定惊 → 有平肝息风的功效，适用于肝阳亢旺引起的头痛、眩晕等病症。

茶 桑菊茶

材 料/ 桑叶2克，菊花2～5朵，冰糖适量。

制 法/ 将桑叶、菊花一同置于杯中，用适量沸水冲泡5分钟左右；或者将桑叶、菊花一起用纱布包起来做茶包冲饮。饮用时调入适量冰糖，可多次续冲。

用 法/ 代茶频饮。

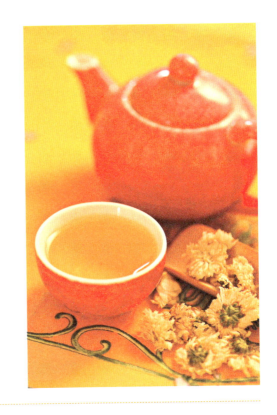

功效 桑叶是发散风热药，菊花是清热解毒药，二者搭配具有散热、清肺、润喉、清肝明目的功效。

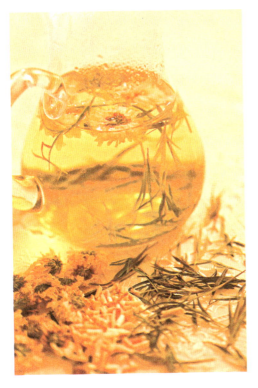

茶 桑菊竹叶茶

材 料/ 桑叶、菊花各5克，苦竹叶、白茅根各30克，薄荷3克，白糖20克。

制 法/ ❶ 将以上材料放入杯中，用适量沸水冲泡10分钟即可饮用。

❷ 或将除白糖外的材料放入锅中，加入适量开水，在火上煎煮5分钟后调入白糖。

用 法/ 代茶频饮。

功效 菊花能清热解毒、清肝明目，桑叶能明目、除寒热，竹叶能清心除热，白茅根能凉血止血，此茶有清热散风、解表的功效，适用于恶寒发热、头痛身疼等病症。

茶 菊槐茶

材 料/ 菊花、槐花各15克。

制 法/ 将菊花和槐花放入茶壶中，用适量沸水冲泡约15分钟后即可饮用；或者将以上材料装入纱布袋，做成茶包，每次取茶包冲饮，易操作。

用 法/ 代茶频饮。

> **功效** 槐花具有清热、止血、镇痛的功效，适用于目赤肿痛、痔疮、高血压、心血管疾病等病症；菊花能清热解毒、疏风散热。此茶适合高血压患者饮用，可以预防冠心病、脑出血、脑血栓等病症。

茶 酸枣仁菊花茶

材 料/ 酸枣仁10克，白菊花3克。

制 法/ 将酸枣仁、白菊花洗净、沥干，放入茶壶中，冲入适量沸水，加盖闷泡30分钟即可；或者将酸枣仁洗净放入锅中，加入适量清水，大火煎煮10～20分钟，取汤汁冲泡白菊花饮用。

用 法/ 代茶饮用，每日1～2剂。

> **功效** 酸枣仁是养心安神的药物，常用于心悸失眠、健忘多梦者。此外，其还有镇痛、降压的功效。白菊花能清心除烦。经常面对电脑的工作者坚持饮用此茶可预防头痛、心悸、失眠等病症。

茶 夏桑菊茶

材 料/ 夏枯草12克，桑叶、白菊花各10克。

制 法/ 将以上材料放入杯中，冲入适量沸水，加盖闷泡10～15分钟。

用 法/ 代茶温饮，每日1～2剂。

> **功效** 此茶是清肝养肝的佳品，适用于肝火内盛，症见眼睛红肿、视物不清、口干口苦、便干尿黄、舌红苔黄者。

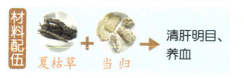

材料配伍：夏枯草 ＋ 当归 → 清肝明目、养血

膳 菊花粳米粥

材 料/ 菊花10克，粳米50克，冰糖少许。

制 法/ ❶ 将菊花去蒂择净，磨成菊花末；粳米淘洗干净。

❷ 先将粳米、冰糖及500毫升清水放入锅中，煮至米开、汤稠。

❸ 调入菊花末，用小火稍煮片刻，待粥稠便停火，盖紧闷泡5分钟。

用 法/ 每日1剂，分2次温服。

> **功效** 此膳有清热止痛的功效。

酒 菊花酒

材料/ 菊花15克，25度的蒸馏酒900毫升。

制法/ 将菊花放入玻璃瓶内，倒入蒸馏酒，密封放置于阴凉干燥处，待其熟成。1周后，将酒液过滤到窄口瓶内。

用法/ ❶ 直接饮用。

❷ 加冰块饮用。

❸ 加鸡尾酒饮用。

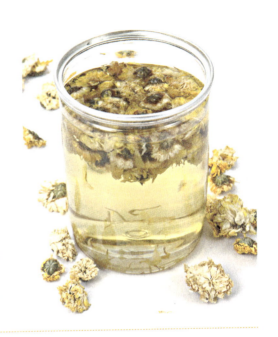

功效 菊花有很强的抗氧化功效，可以减少眼睛受到的紫外线伤害。同时，菊花含有叶黄素，可预防细胞老化，安定自主神经。

酒 枸杞枣菊酒

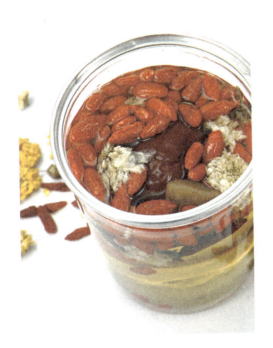

材料/ 枸杞子、红枣各40克，菊花20克，蜂蜜100克，25度的蒸馏酒900毫升。

制法/ ❶ 将枸杞子、红枣、菊花洗净，晾干。

❷ 将晾干的枸杞子、红枣、菊花放入玻璃瓶内，倒入蒸馏酒，密封放置。

❸ 每天晃动玻璃瓶1次，10天后将食材取出，将酒过滤。

❹ 在已过滤的酒中加入蜂蜜和上一步取出的食材的一成分量，密封放置1个月。

用法/ 每次饮20毫升，1天饮2~3次。

功效 此酒有补血、消除疲劳、预防衰老的功效。

葛根

解肌透疹，生津止渴

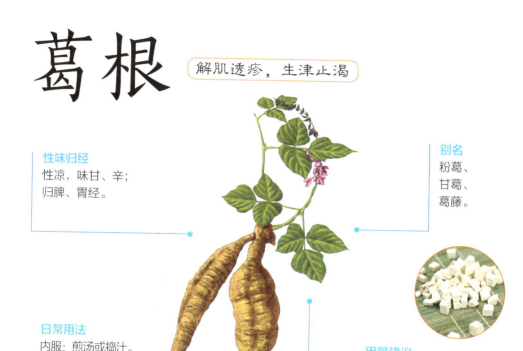

性味归经
性凉，味甘、辛；
归脾、胃经。

别名
粉葛、
甘葛、
葛藤。

日常用法
内服：煎汤或捣汁。
外用：捣敷。

用量建议
9～30克。

葛根为豆科植物野葛的根，是中医学中常用的药材。葛根适宜在春、秋季采挖；洗净，除去外皮，切片，晒干或烘干即可入药。

🍂 适用病症

适用于外感发热性头痛、口渴、消渴、麻疹不透、热疹、颈项强痛、泄泻等病症。

🍂 注意事项

脾胃虚寒、食少、消化不良者慎服。

常用配伍

葛根 + **薄荷** → 多用于风热头痛、咽喉肿痛及麻疹不透等病症。
生津止渴　利咽散热

葛根 + **白术** → 有健脾止泻的功效，常与党参、茯苓同用，可健脾益气、化湿渗利。
生津养胃　健脾燥湿

膳 芪根老鸭汤

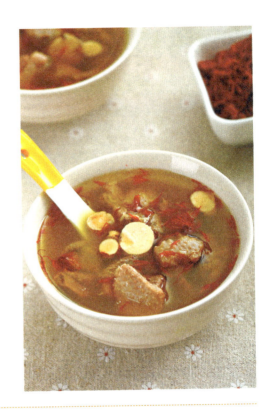

材 料/ 老鸭1只（约1500克），黄芪、葛根各30克，红花、防风各10克，盐2小匙，黄酒、五香粉适量。

制 法/ ❶ 将老鸭宰杀后去毛及肠杂，洗净，剁成块状。

❷ 其余材料均洗净备用。

❸ 将砂锅置于火上，加入适量清水烧开，放入鸭块、黄芪、葛根、红花、防风，大火煮开。

❹ 转小火炖至鸭肉酥烂，最后加入调料调味即可。

用 法/ 饮汤食肉。

功效 此膳有益气升阳、化瘀通络的功效。

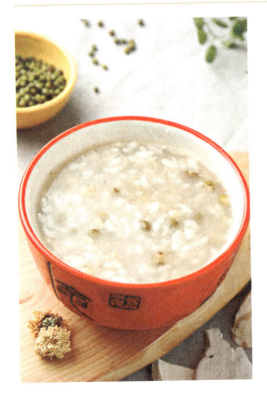

膳 葛根绿豆粥

材 料/ 葛根粉30克，绿豆80克，粳米100克，菊花适量。

制 法/ ❶ 将菊花装入纱布袋中扎口、放入锅中，加入适量清水，大火烧开，煮两分钟左右后留药汁、去纱布袋。

❷ 将绿豆淘洗干净、泡软；粳米淘洗干净。

❸ 将绿豆放入锅内，加入适量清水，大火烧沸，转小火熬煮至绿豆开花；加入粳米，大火烧煮沸，调入菊花汁，转小火煮至米熟烂。

❹ 将葛根粉用清水调至糊状，倒入锅内，稍煮即可食用。

用 法/ 代餐食用。

功效 此膳有清热除烦、生津止渴的功效。

方 葛根汤

材料 / 葛根12克，麻黄（去节）、生姜各9克，桂枝（去皮）、芍药（切）、炙甘草各6克，红枣12枚。

制法 / 在锅内加入1000毫升清水，先放入麻黄、葛根，大火烧沸，转小火煮至800毫升左右；再放入其他药物，大火烧沸，转小火煎煮至300毫升左右；滤渣、取药汁。

用法 / 每日1剂，分3次服用。在服用葛根汤后应食用适量热稀粥，并盖上被子捂汗，直到全身有汗，但不能出汗太过。

功效 此方选自张仲景的《伤寒论》，主要用于缓解遭受风寒后，脖子后面和后背的拘急疼痛。因为这些表现与颈椎病类似，所以此方也可用于颈椎病的改善。

膳 鳝鱼葛根汤

材料 / 鳝鱼300克，干黄花菜20克，葛根、盐适量。

制法 / ❶ 将鳝鱼去除内脏，洗净，切段；黄花菜浸水泡发；葛根洗净。

❷ 将鳝鱼段放入热油锅内稍煸，放入黄花菜和葛根和适量清水，大火烧沸，转小火煎煮至鳝鱼段熟透，最后用盐调味即可。

用法 / 佐餐食用。

功效 此膳适合消暑时节饮用。

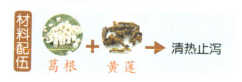

材料配伍　葛根 + 黄莲 → 清热止泻

膳 葛根猪骨汤

材料 / 葛根30克，猪脊骨500克。

制法 / ❶ 将葛根去皮、切片；猪脊骨洗净、切段。

❷ 将二者一同放入锅中，加入适量的清水，大火烧沸，转小火煨煲1.5小时左右。

用法 / 饮汤食肉。

功效 此膳有益气养阴、舒筋活络的功效，适用于脊神经根型颈椎病。

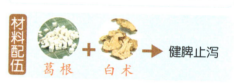

材料配伍　葛根 + 白术 → 健脾止泻

方 桂枝葛根汤

材料 / 葛根12克，桂枝（去皮）、芍药、炙甘草各6克，生姜片9克，红枣4枚。

制法 / 在锅内加入1000毫升清水，先放入葛根，大火烧沸，转小火煎煮至800毫升左右；再放入其他药物，大火烧沸，转小火煎煮至300毫升左右；滤渣、取药汁。

用法 / 每日2剂，温服。

功效 此方适用于颈椎病。

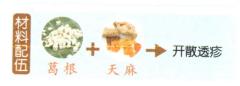

材料配伍　葛根 + 天麻 → 开散透疹

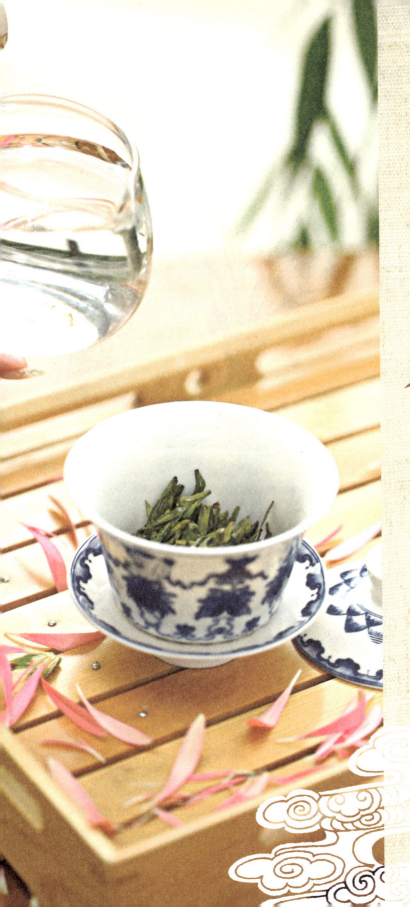

第三章

清热类

知母

滋阴降火，润燥除烦

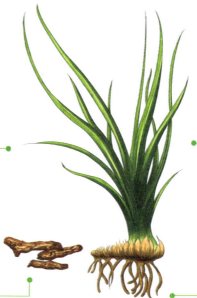

性味归经
性寒，味苦、甘；归肺、胃、肾经。

别名
地参、羊胡子根、蒜辫子草。

日常用法
内服：煎汤或入丸、散。

用量建议
6~12克。

知母为百合科植物知母的干燥根茎，于春、秋二季采挖；除去须根及泥沙，晒干，或除去外皮后晒干，可入药。

🌿 适用病症

适用于热证烦渴、骨蒸潮热、内热消渴、肺热燥咳、肠燥便秘等病症。

🌿 注意事项

脾胃虚寒、大便溏泻者忌服。

常用配伍

知母 滋阴降火	+	麦冬 下气通便	→	相须为用，有滋阴清热的功效，多用于肺热燥咳，痰少或无痰等病症。
知母 清热泻火	+	贝母 化痰止咳	→	有清肺化痰的功效，多用于肺热咳嗽、肺燥咳嗽、水亏火旺之咳嗽等病症。

膳 香菇旗鱼汤

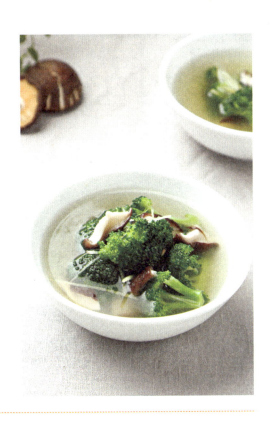

材料/ 旗鱼肉片150克，香菇100克，西蓝花75克，天花粉15克，知母10克，姜丝、盐适量。

制法/ ❶ 将天花粉和知母放入布袋中，其余材料洗净，香菇和西蓝花剥成小朵。
❷ 将适量清水加入锅中，并放入布袋，以及除姜丝和盐外的其他材料，大火烧沸。
❸ 取出布袋，放入姜丝，用盐调味即可。

用法/ 佐餐食用。

功效 此膳有舒筋止痛的功效，可改善腰腿疼痛、手足麻木、筋络不舒服等病症。

膳 知母炖牛肉

材料/ 牛肉200克，知母20克，生姜、葱、盐、料酒适量。

制法/ ❶ 将知母洗净；牛肉洗净、切块；生姜切片；葱切段。
❷ 将知母、牛肉块放入砂锅中，加入适量清水，放入葱段、生姜片、盐、料酒，小火炖熟即可。

用法/ 佐餐食用。

功效 此膳有健脾胃、补肝肾和清热滋阴的功效。

夏枯草

清肝明目，散结消肿

性味归经
性寒，味辛、苦；
归肝、胆经。

别名
棒槌草、
铁色草、
大头花。

日常用法
内服：煎汤，熬膏或入
丸、散。
外用：煎水洗或捣敷。

用量建议
9～15克。

夏枯草为唇形科植物夏枯草的果穗，分布于江苏、安徽、浙江、河南等地。夏季，当夏枯草的果穗半枯时采收，除去杂质，晒干。夏枯草以色紫褐、穗大者为佳。

🍂 适用病症

适用于目赤肿痛、目珠夜痛、头痛眩晕、瘰疬、瘰疬、乳痈肿痛、赤白带下、血崩、产后血晕、淋巴结结核等病症。

🍂 注意事项

◎脾胃虚弱者慎服。

◎慢性胃肠道病患者最好将夏枯草与其他中药配伍服用。

常用配伍

夏枯草 + **香附** →
清火散结　疏肝解郁

两者配伍，有清火散结的功效，多用于肝虚目痛、瘰疬等病症。

夏枯草 + **玄参** →
清泻肝火　降火润燥

两者配伍，有散结、滋阴降火的功效，多用于肝火郁结所致的瘰疬、结核等病症。

🍵 夏枯草苦丁茶

材　料 / 夏枯草30克，苦丁茶15克，菊花5朵，决明子12克。

制　法 / 将以上4味材料共研为粗末，一同放入杯内，用适量沸水冲泡；或者将夏枯草、苦丁茶、决明子入锅煎煮成汤，以汤冲泡菊花饮用。

用　法 / 代茶饮用，每日1剂。

决明子

菊花

功效 此茶有清热开郁、散风化结的功效。

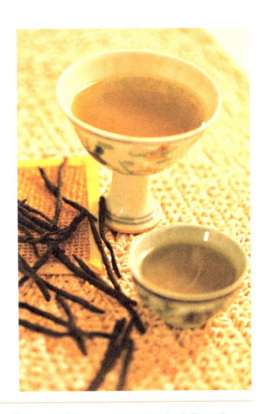

🍲 夏枯草板蓝粥

材　料 / 板蓝根15克，粳米100克，夏枯草、红糖各30克。

制　法 / ❶ 将夏枯草、板蓝根洗净，放入砂锅中，加入适量清水，煎煮20分钟，过滤，取药汁。

❷ 将粳米淘净后放入砂锅中，加入适量清水，煮成粥，调入药汁、红糖，用小火继续煨煮至粥沸即成。

用　法 / 每日1剂，早、晚分食。

板蓝根

夏枯草

功效 此膳适用于急性充血型青光眼。

决明子

清肝明目，润肠通便

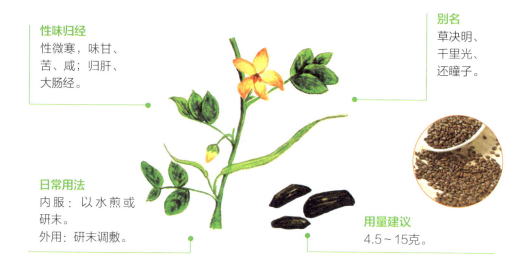

性味归经
性微寒，味甘、苦、咸；归肝、大肠经。

别名
草决明、千里光、还瞳子。

日常用法
内服：以水煎或研末。
外用：研末调敷。

用量建议
4.5~15克。

　　决明子为豆科一年生草本植物决明或小决明的干燥成熟种子，多生于路旁和旷野等处。秋、冬季采收成熟果实，晒干，打下种子，除去杂质即成。决明子以颗粒饱满、色绿棕者为佳。

🍂 适用病症

　　适用于风热赤眼、头痛眩晕、青盲、大便燥结等病症。

🍂 注意事项

◎ 脾胃虚弱、低血压者慎服。
◎ 怀孕和经期女性禁服。
◎ 不可长期服用。

常用配伍

决明子 清肝益肾 + **菊花** 平肝散热 → 有益肝肾、清火散热的功效，适用于肝火或风热所致的目赤、目痛等病症。

决明子 清肝散热 + **柴胡** 疏肝解郁 → 有清肝疏肝的功效，适用于肝火旺盛所致的头痛眩晕、目赤昏花等病症。

茶 杞菊决明子茶

材料/决明子100克，菊花、枸杞子、冰糖适量。

制法/① 将决明子洗净后用小火炒至微黄，待冷却后储存于密封罐中。

② 每次取一小茶匙决明子，与菊花、枸杞子一起置于杯中，用适量热水（85℃以上）冲泡。

③ 饮用时添加适量冰糖即可。

用法/代茶饮用，也可将泡好的茶水冷藏于冰箱内，需要饮用时拿出温热即可。

> **功效** 决明子有清热明目、滋润肠道的功效，适用于目赤肿痛、头晕目眩、大便燥结等病症。

膳 决明苍术猪肝

材料/决明子（炒、煅）15克，苍术片（盐水拌，晒干）、车前子各5~10克，猪肝150克。

制法/先将除猪肝外的材料共研为细末，把猪肝切一条缝，纳入以上材料，用线扎住，放入锅中煮熟即可。

用法/两目趁热熏之，然后食猪肝。通常情况下，轻者1剂即可见效，重者3剂即可见效。

> **功效** 猪肝有补肝养血、明目、通络下乳等功效，决明子具有清肝明目的功效，因此此膳可养肝明目。

方 决明牡蛎方

材料/珍珠母、决明子、牡蛎各30克，羌活、柴胡、丹参、黄芪各15克，荆芥、防风、当归、葶苈子、牛膝、半夏各10克，全蝎8克，制附子6克。

制法/将以上材料放入锅中，加入1000毫升清水，大火烧沸，转小火煎煮至300毫升左右，滤渣、取药汁。

用法/每日1剂，早、晚分服。

> **功效** 此方有平肝疏肝、活血利湿的功效，可用于缓解原发性青光眼。

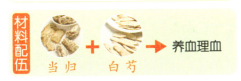

材料配伍 当归 + 白芍 → 养血理血

方 桑寄生决明方

材料/桑寄生30克，丹参、决明子各25克，地龙、何首乌、女贞子、谷精草各15克，柏子仁、酸枣仁各12克，杜仲、川芎各6克。

制法/将以上材料放入锅中，加入1000毫升清水，大火烧沸，转小火煎煮至300毫升左右，滤渣、取药汁。

用法/每日1剂，分2次服用。

> **功效** 此方有滋补肝肾、活血潜阳、安神降糖的功效，适用于糖尿病合并高脂血症、高血压患者。

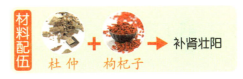

材料配伍 杜仲 + 枸杞子 → 补肾壮阳

膳 菊花决明子粥

材料/ 菊花30克，决明子15克，糯米100克，白糖适量。

制法/ ❶ 将决明子入锅微炒，加入适量清水，大火烧沸，转小火煎煮15分钟，滤渣、取药汁。

❷ 在取出的药汁中加入糯米煮粥，粥熟后加入菊花，再煮15分钟，最后放入白糖调味。

用法/ 每日1剂，分2次服用。

> **功效** 此膳有降脂降压的功效。

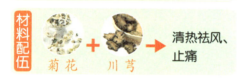

材料配伍　菊花 ＋ 川芎 → 清热祛风、止痛

膳 决明子粥

材料/ 决明子15克，粳米50克，冰糖适量。

制法/ 将决明子放入锅中，加入适量清水，大火烧沸，转小火煎煮15分钟，去渣，放入粳米煮粥，待粥熟时加冰糖，再煮1～2分钟即可。

用法/ 每日早、晚各服用1碗。

> **功效** 此膳有益肝补精、平肝明目、降逆止痛的功效，适用于因肝病不适引起的头晕、头痛等病症。

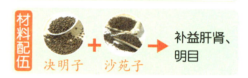

材料配伍　决明子 ＋ 沙苑子 → 补益肝肾、明目

膳 双决明粥

材料/ 石决明25克，决明子10克，白菊花15克，粳米100克，冰糖6克。

制法/ ❶ 将决明子入锅炒至出香味时取出。

❷ 将炒过的决明子与白菊花、石决明一同放入砂锅中，加入适量清水，大火烧沸，转小火煎煮15分钟，滤渣、取药汁。

❸ 把淘洗干净的粳米与药汁煮成稀粥，加入冰糖即可。

用法/ 每日1剂，分2次服食，3～5日为1个疗程。

> **功效** 此膳有养肝、清肝的功效。

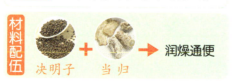

材料配伍　决明子 ＋ 当归 → 润燥通便

膳 决明子海带汤

材料/ 决明子12～15克，海带9克。

制法/ ❶ 先将海带放入温水中浸泡片刻，再用清水反复冲洗干净。

❷ 将锅置于火上，加入适量清水，放入决明子和海带，大火烧沸，转小火煎煮30分钟左右。

用法/ 食海带，饮汤。

> **功效** 此膳减肥轻身的功效。

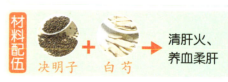

材料配伍　决明子 ＋ 白芍 → 清肝火、养血柔肝

金银花

清热解毒，疏散风热

性味归经
性寒，味甘；
归肺、心、
胃、脾经。

别名
忍冬、
鸳鸯藤。

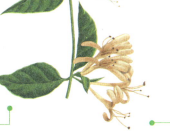

日常用法
内服：煎汤或入
丸、散。
外用：研末调敷。

用量建议
6~15克。

金银花为忍冬科多年生半常绿缠绕性木质藤本植物，药用部位为金银花的干燥花蕾。金银花多生长于丘陵、山谷及林边，多在夏初采摘，阴干后可入药。

🍃 适用病症

◎适用于温病初起、风热感冒、咽喉肿痛、肺炎等病症。
◎适用于痈肿疔疮，属于阳证者。

🍃 注意事项

◎脾胃虚寒及气虚疮疡脓清者忌服。
◎对于温病发热者，用量宜轻；对于热毒肿甚者，用量可稍重。

常用配伍

金银花
清热解毒
+
连翘
消肿散结
→ 相须为用，有清热解毒的功效，适用于热病发烧、痈肿疔毒等病症。

金银花
解毒消肿
+
黄芪
补气生肌
→ 有解毒消肿、排脓生肌的功效，适用于痈肿脓成不溃或溃脓不畅等病症。

🍵 金银花甘草茶

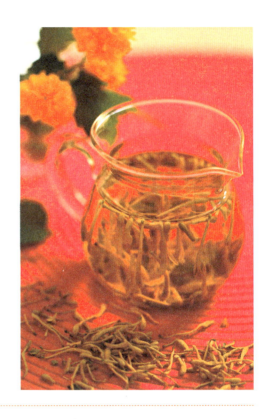

材 料 / 金银花5克，甘草3~5克，绿茶3克，冰糖适量。

制 法 / ❶ 将金银花、甘草分别洗净，沥干备用。

❷ 将金银花、甘草、绿茶放入茶壶中，冲入适量沸水，闷泡5~10分钟即可。

❸ 饮用时可加适量冰糖调味。

用 法 / 代茶饮，每日1剂。

> **功效** 甘草具有补脾益元、祛痰止咳、清热解毒的功效，常用于心气不足、咳喘、喉咙肿痛等病症；金银花是清热解毒之要药，有凉血之效，可用于风热感冒等病症。

🍵 金银花青叶茶

材 料 / 金银花15克，大青叶10克。

制 法 / 将金银花、大青叶用水过滤，一同放入玻璃杯中，冲入适量沸水，闷泡10分钟左右即可饮用。

用 法 / 代茶频饮。

金银花　　　　大青叶

> **功效** 此茶有预防感冒的功效，尤其是预防春季流感。不过由于金银花和大青叶均性凉，此茶不宜过量饮用，或者长期饮用。

茶 双花茶

材 料/ 金银花、野菊花各30克，白糖适量。

制 法/ 将金银花、野菊花用适量清水煎沸5分钟左右，或用沸水冲泡，温凉后加白糖调匀。

用 法/ 代茶饮，每日数次。

功效 此茶有清热生津、解毒消肿的功效，适用于胃火炽盛而致的牙龈肿痛、龈沟溢脓等病症。

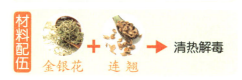

材料配伍　金银花 + 连翘 → 清热解毒

茶 银花蜜糖饮

材 料/ 蜜糖30克，金银花15克。

制 法/ ❶ 将金银花放入砂锅中，加入3碗清水，大火烧沸，转小火煎煮10～15分钟，滤渣、取药汁，放凉。

❷ 煎出的药汁不要太浓，一般煎出两碗药汁即可，瓶贮，分次冲蜜糖服用。

用 法/ 每日1剂，每次1碗。

功效 此茶有清热通便的功效。

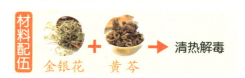

材料配伍　金银花 + 黄芩 → 清热解毒

膳 银花白蜜粥

材 料/ 金银花10克，粳米100克，白蜜适量。

制 法/ ❶ 将金银花用水润透，粳米淘洗干净。

❷ 将锅置于火上，加入适量清水，金银花与粳米一同入锅煮粥，粥熟后加入白蜜调匀即可。

用 法/ 每日1剂。

功效 此膳适用于各种肺炎。

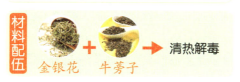

材料配伍　金银花 + 牛蒡子 → 清热解毒

茶 银花乌梅汤

材 料/ 乌梅5～6颗，金银花3～6克，白糖适量。

制 法/ 将乌梅洗净，以适量清水煎煮30分钟，投入金银花同煎20分钟，滤渣、取药汁，加入白糖，晾凉后饮用。

用 法/ 可代饮品适量饮用。

功效 此茶适用于暑痱。

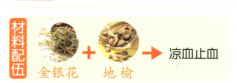

材料配伍　金银花 + 地榆 → 凉血止血

连翘

清热解毒，消肿散结

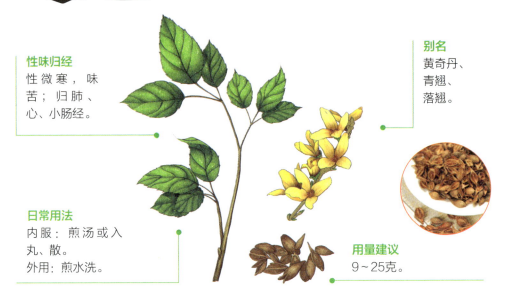

性味归经
性微寒，味苦；归肺、心、小肠经。

别名
黄奇丹、青翘、落翘。

日常用法
内服：煎汤或入丸、散。
外用：煎水洗。

用量建议
9~25克。

连翘为木樨科落叶灌木连翘的干燥果实，多生长于我国河北、山西、陕西、山东、河南等地。连翘的果实初熟时尚带绿色，未开裂时采收的称为青翘，入药效果较佳；果实成熟、开裂后采收的称为老翘。

🍂 适用病症

◎适用于外感风热、瘟病初起等病症。
◎适用于热毒蕴结引起的疮毒痈肿、瘰疬结核等病症。

🍂 注意事项

脾胃虚弱、气虚发热、痈疽已溃者忌服。

常用配伍

连翘 清热解毒	+ **板蓝根** 凉血利咽	→ 有清热、解毒、凉血的功效，多用于风热感冒、丹毒、痈毒等病症。
连翘 清热解毒	+ **大黄** 降泄通便	→ 有清解邪热、荡涤实热积滞的功效，常用于表里热盛的高热、烦渴神昏等病症。

（方）金银花连翘茶

材料/连翘、金银花、牛蒡子、大青叶各9克，荆芥穗、黄芩、锦灯笼各6克，薄荷、蝉蜕、甘草各3克。

制法/将以上材料放入锅中，加入1000毫升清水，大火烧沸，转小火煎煮至300毫升左右，滤渣、取药汁。

用法/每日1剂，分2次服用。

功效 此方可清热解毒，适用于猩红热之轻症。猩红热的症状为恶寒发热，周身酸痛，咽喉肿痛，皮肤有弥漫性朱红色疹点，压之褪色，颈、肘、腋等皮肤折皱处疹出如红线状，小便短黄，脉浮数，舌苔白腻或黄腻，舌红肿起刺如杨梅。

（方）连翘清热汤

材料/连翘、芦根各12克，金银花、葛根、牛蒡子各10克，柴胡、黄芩、薄荷、甘草各6克，蝉蜕3克。

制法/将以上材料放入锅中，加入1000毫升清水，大火烧沸，转小火煎煮至300毫升左右，滤渣、取药汁。

用法/每日1剂，分2次服用。

功效 此方可清热解毒、宣肺透疹，适用于麻疹。

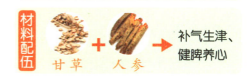
材料配伍 甘草 + 人参 → 补气生津、健脾养心

（方）和胃汤

材料/连翘12克，黄芩10克，败酱草20克，黄连6克，白花蛇舌草、白芍各15克，蒲公英30克。

制法/将以上材料放入锅中，加入1000毫升清水，大火烧沸，转小火煎煮至300毫升左右，滤渣、取药汁。

用法/每日1剂，分2次服用。

功效 此方可缓解慢性胃炎，症见胃脘灼热疼痛，口苦且干，胃中嘈杂易饥或泛吐酸水、苦水，大便干结等。

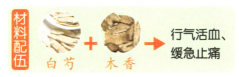
材料配伍 白芍 + 木香 → 行气活血、缓急止痛

（方）连翘感冒方

材料/青蒿（后下）、连翘、钩藤各6～9克，白薇、滑石各9～12克，淡竹叶8～12克，麦芽15～20克，蝉蜕5克。

制法/将以上材料放入锅中，加入450毫升清水，大火烧沸，转小火煎煮至150毫升左右，滤渣、取药汁。

用法/每日1剂，分3次服用。

功效 此方可清热解表、利水消食，适用于小儿感冒等病症。

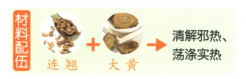
材料配伍 连翘 + 大黄 → 清解邪热、荡涤实热

板蓝根

清热解毒，凉血利咽

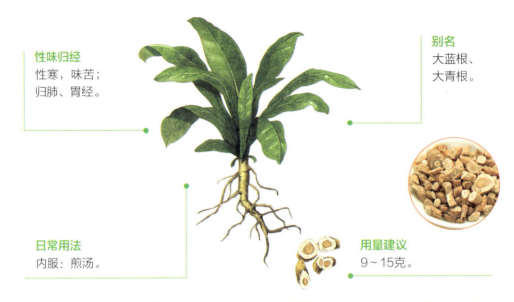

性味归经
性寒，味苦；
归肺、胃经。

别名
大蓝根、
大青根。

日常用法
内服：煎汤。

用量建议
9~15克。

　　板蓝根为十字花科植物菘蓝的根（北板蓝根），或爵床科植物马蓝的根茎及根（南板蓝根），在我国各地均有产。板蓝根应于秋季或初冬采挖，除去茎叶，洗净、晒干后方可入药。

🍃 适用病症

◎ 适用于热毒发斑、疔腮、喉痹、大头瘟疫、丹毒、火眼、痈肿等病症。
◎ 适用于病毒性、细菌性感染疾病。

🍃 注意事项

◎ 体虚而无实火热毒者忌服。
◎ 出现全身皮肤发红、皮疹瘙痒、头昏眼花、胸闷气短等过敏反应时应立即停服。

常用配伍

板蓝根 解毒凉血 ＋ **胖大海** 清热祛痰 ➡ 有清热利咽的功效，适用于咽喉肿痛、热病发斑、声音喑哑等病症。

板蓝根 凉血利咽 ＋ **玄参** 滋阴解毒 ➡ 适用于咽喉肿痛、热病发烧、咽干口渴、心烦等病症。

🅵 板蓝根茶

材 料／板蓝根20克。

制 法／将板蓝根放入锅中，加入适量清水，大火烧沸，转小火煎煮10～15分钟，取其汤汁饮用。

用 法／每日早、晚各服用1剂，3日为1个疗程。

功效 近年来的研究显示，板蓝根内含多种抗病毒物质，具有抗病毒、抗菌、解热、消炎、调节免疫力等功效。此茶有清热解毒、预防流感的功效，也适用于尿路结石。

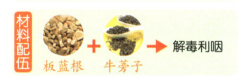

材料配伍：板蓝根 + 牛蒡子 → 解毒利咽

🅣 板蓝根青茶

材 料／板蓝根、大青叶各60克，绿茶30克。

制 法／将所有材料共研为碎末，混匀。每次取用50克（最多可用70克），放入茶杯中，冲入适量沸水，闷泡15分钟左右。

用 法／每日1～2剂，代茶频饮。

功效 板蓝根和大青叶都有清热解毒、凉血止血的功效，常搭配用于热性病症。此茶有抗病菌、消炎、调节免疫力等功效，适用于病毒性或细菌性感染疾病、热毒发斑、结膜炎、发热头痛、小便黄、舌红苔黄等。

🅵 板蓝根虎杖汤

材 料／板蓝根20克，虎杖30克，蜂蜜10克。

制 法／将板蓝根、虎杖洗净，入锅，加入适量清水，大火烧沸，转小火煎煮30分钟，滤渣、取药汁。待药汁转温后加入蜂蜜搅匀即成。

用 法／每日1剂，早、晚分服。

功效 此方有平肝泻火、清热解毒的功效，适用于急性结膜炎。

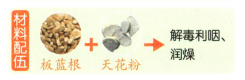

材料配伍：板蓝根 + 天花粉 → 解毒利咽、润燥

🅵 利咽消肿汤

材 料／甘草、荞麦、野菊花、杏仁、桔梗、贯众、板蓝根各10克，射干、山豆根、马勃各15克。

制 法／将以上材料用适量凉水浸泡30分钟后用小火煎煮25分钟，滤渣、取药汁。

用 法／每日1剂，分2次服用，5～7日为1个疗程。

功效 此方有清热解毒、消肿利咽的功效，适用于急性咽炎。

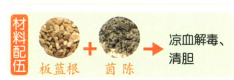

材料配伍：板蓝根 + 茵陈 → 凉血解毒、清胆

马齿苋

清热止痢，凉血解毒

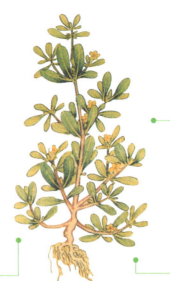

性味归经
性寒，味酸；
归心、肝、脾
大肠经。

别名
五方草、
长命菜、
九头狮子草。

日常用法
内服：煎汤或捣汁饮。
外用：捣敷、烧灰研末
调敷或煎水洗。

用量建议
15～30克。

　　马齿苋为马齿苋科一年生草本植物马齿苋的全草，我国南北各地均产。夏、秋两季，当马齿苋的茎叶茂盛时采收。割取全草，洗净泥土，用沸水略烫后晒干。

🌿 适用病症

◎ 适用于热毒血痢、痈肿疔疮、湿疹、丹毒、蛇虫咬伤、便血等病症。
◎ 现代医学大多将马齿苋用于肠炎、急性关节炎等病症。

🌿 注意事项

◎ 凡脾胃素虚导致的腹泻便溏者忌食。
◎ 孕妇，尤其是有习惯性流产病史者忌食。

常用配伍

马齿苋 + 木香 →
清热止痢　行气止痢
多用于里急后重、腹痛等病症，与朱砂配伍，效果更好。

马齿苋 + 绿豆 →
凉血止痢　清热解毒
有清热止痢、解毒的功效，适用于痢疾、肠炎、腹痛、便脓血等病症。

膳 马齿苋粳米粥

材料 / 马齿苋150克，粳米100克。

制法 / ❶ 将马齿苋择洗干净、切碎，粳米淘洗干净。

❷ 将马齿苋与粳米放入锅中，加入适量清水，大火烧沸，转小火煮至粥成。

用法 / 空腹食用。

功效 此膳适用于热痢脓血等病症。

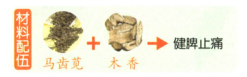

材料配伍 马齿苋 + 木香 → 健脾止痛

膳 凉拌马齿苋

材料 / 鲜马齿苋500克，仙人掌60克，白糖、醋、麻油适量。

制法 / ❶ 将鲜马齿苋洗净，切成段；仙人掌去刺、去皮，切成丝。

❷ 将马齿苋、仙人掌放入沸水中氽烫，捞出后加入白糖、醋、麻油拌匀。

用法 / 佐餐食用。

功效 此膳有消肿止痛的功效，适用于乳腺炎等病症。

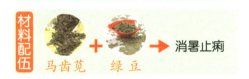

材料配伍 马齿苋 + 绿豆 → 消暑止痢

膳 马齿苋豆汤

材料 / 新鲜马齿苋120克，绿豆60克。

制法 / ❶ 将绿豆放入清水中浸泡至软。

❷ 将锅置于火上，加入适量清水，将马齿苋和绿豆放入锅中，以中火煮至绿豆烂熟。

用法 / 每日1～2剂，连服3日。

功效 此膳有清热解毒、止痢消肿的功效，适用于肠炎、痢疾、泌尿系感染及疮痈肿毒等。

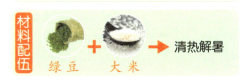

材料配伍 绿豆 + 大米 → 清热解暑

方 化带解毒汤

材料 / 马齿苋、大青叶各15克，黄连、苦参、泽泻、黄芩、牡丹皮、柴胡各10克，金银花30克。

制法 / 将以上材料放入锅中，加入1000毫升清水，大火烧沸，转小火煎煮至200毫升左右，滤渣、取药汁，反复2次。将2次取出的汤汁混合。

用法 / 每日1剂，早、晚分服。

功效 此方有祛湿止痛的功效，可有效改善带状疱疹的症状。

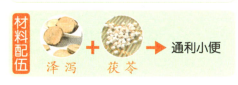

材料配伍 泽泻 + 茯苓 → 通利小便

蒲公英

清热解毒，利湿通淋

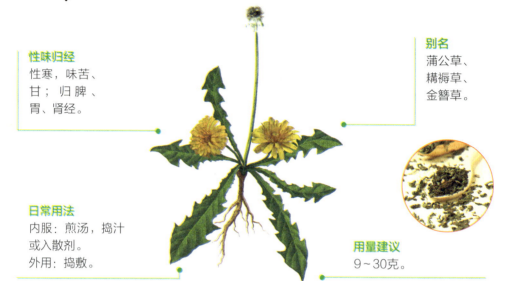

性味归经
性寒，味苦、
甘；归脾、
胃、肾经。

别名
蒲公草、
耩褥草、
金簪草。

日常用法
内服：煎汤，捣汁
或入散剂。
外用：捣敷。

用量建议
9～30克。

蒲公英为菊科多年生草本植物蒲公英及其多种同属植物的带根全草，广泛生长于中、低海拔地区的山坡草地、路边、田野、河滩。蒲公英于夏、秋二季采收，入食可鲜用，入药鲜用、晒干均可。

🍃 适用病症

适用于热毒痈肿、疮疡、内痈、湿热黄疸、小便淋沥涩痛等病症。

🍃 注意事项

阳虚外寒、脾胃虚弱者忌用。

常用配伍

蒲公英 + 夏枯草 →
清热解毒　疏泻肝火
两者配伍，有清肝解毒的功效，多用于瘰疬、结核等病症。

蒲公英 + 败酱草 →
疏郁散结　破瘀排脓
相须为用，功效颇佳，常用于乳痈、肠痈、肺痈等病症。

茶 清火茶

材 料/ 蒲公英、金银花各5克，甘草3克，胖大海6克。

制 法/ ❶ 将蒲公英、金银花洗净，沥干水备用。

❷ 将甘草、胖大海研为细末，与蒲公英、金银花一同用适量沸水冲泡10分钟左右即可饮用。

用 法/ 代茶温饮，每日1～2剂。

功效 此茶适用于热毒内盛所致的咽喉肿痛、口干口苦、大便不通、小便黄短等病症，使用时注意把握药材的用量，避免因用量过大而导致腹泻。

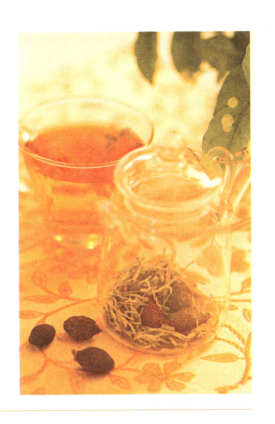

膳 蒲公英红糖粥

材 料/ 蒲公英40～50克，粳米100克，红花、红糖适量。

制 法/ ❶ 将蒲公英、红花分别洗净，粳米淘洗干净。

❷ 将蒲公英、红花、粳米一同放入锅内，加入适量清水，先用大火烧沸，再改用小火煮35分钟，放入红糖即成。

用 法/ 佐餐食用。

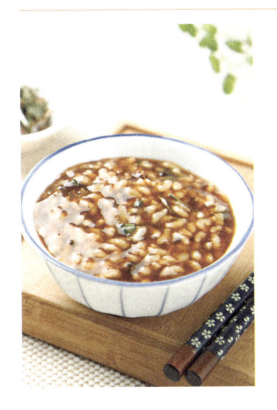

蒲公英　　　　红花

功效 此膳可改善乳腺炎的症状。

茶 胃康茶

材料/ 炒陈皮、制香附各50克，蒲公英150克。

制法/ ❶ 将以上材料洗净后烘干，研成粗末，密贮备用。

❷ 每次取20～30克，装入纱布袋内，放到保温杯中，冲入适量沸水，加盖闷泡15分钟即可饮用。

用法/ 代茶饮。

功效 制香附可开郁散气，消食化积，缓解腹胀；蒲公英能清热利尿。此茶有行气止痛的功效，可缓解胃炎症状。

方 黄芩蒲公英汤

材料/ 黄芩、蒲公英、干姜、红枣、厚朴各10克，黄芪、党参各15克，姜、半夏各12克，白芍20克，甘草6克。

制法/ 将以上材料放入锅中，加入1000毫升清水，大火烧沸，转小火煎煮至300毫升左右，滤渣、取药汁。

用法/ 每日1剂，分2次服用，4周为1个疗程。

功效 此方有缓解胃窦炎的功效。

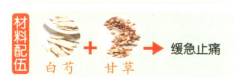

材料配伍 白芍 + 甘草 → 缓急止痛

茶 蒲公英茶

材料/ 蒲公英5克，绿茶3克。

制法/ 将蒲公英、绿茶放入杯中，以适量沸水冲泡即可。

用法/ 代茶频饮。

功效 此茶有清热解毒、利尿散结的功效，适用于急性肺炎、胃炎、急性支气管炎、肝炎等病症。

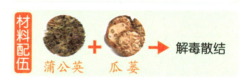

材料配伍 蒲公英 + 瓜蒌 → 解毒散结

方 蒲公英蒜汤

材料/ 蒲公英60克，大蒜10克，金银花、野菊花各15克。

制法/ ❶ 将蒲公英、金银花、野菊花洗净备用，大蒜剥皮。

❷ 将以上材料放入锅中，先加入1000毫升清水，大火烧沸，转小火煎煮至200毫升左右，将药汁滤出；之后再向锅中加入800毫升清水与药渣同煮，大火烧沸，转小火煎煮至200毫升左右，滤渣、取药汁。

用法/ 每日1剂。头煎内服，第二煎用于熏洗患眼。

功效 此方有改善沙眼症状的功效。

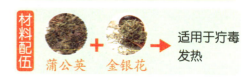

材料配伍 蒲公英 + 金银花 → 适用于疔毒发热

鱼腥草

清热解毒，消痈排脓

性味归经
性微温，味
辛，有小毒；
归肺经。

别名
臭茶、
猪鼻孔、
臭灵丹。

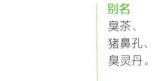

日常用法
内服：煎汤或捣汁。
外用：煎水熏洗或捣敷。

用量建议
每日4.5~9克。

鱼腥草为三白草科多年生草本植物蕺菜的干燥地上部分，每年8月至次年3月为成熟期，一般于夏、秋二季采收，晒干后使用，生用亦可。

适用病症

◎ 适用于痰热壅肺引起的肺痈咳吐脓血。
◎ 适用于湿热淋证、小便淋涩疼痛。
◎ 适用于肺炎、肠炎、尿路感染等病症。

注意事项

◎ 鱼腥草含有挥发油，不可久煎。
◎ 虚寒证者忌服。

常用配伍

鱼腥草 清热解毒	+	桔梗 止咳排脓	→	两者配伍，有清热、解毒、排脓的功效，适用于肺痈、痈肿脓出不畅等病症。
鱼腥草 消痈排脓	+	蒲公英 清热解毒	→	两者配伍，有清胃肺热毒的功效，适用于痈肿疔疮、淋证小便刺痛等病症。

膳 鱼腥草双仁汤

材 料/鲜鱼腥草（洗净）100克，薏苡仁50克，甜杏仁30克，鸡蛋2个（取蛋清），红枣5枚，白糖适量。

制 法/❶ 将薏苡仁洗净，浸泡至软，与甜杏仁一起放入锅内，加入适量清水，大火烧沸，转小火煮1小时，加入鲜鱼腥草和红枣，再煮30分钟，滤渣、留汤汁。

❷ 倒入蛋清，稍煮片刻，根据个人口味放入适量白糖拌匀。

用 法/佐餐食用。

功效 此膳有清热解毒、利尿通淋的功效。

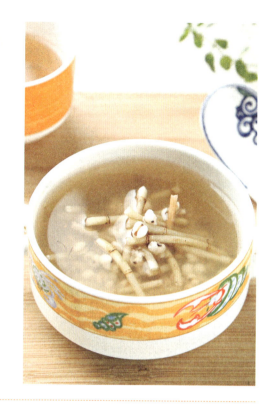

膳 鱼腥草猪肺汤

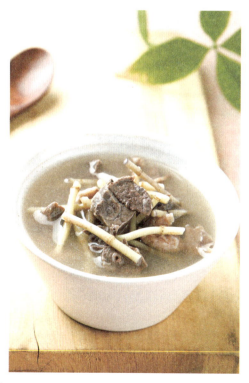

材 料/鲜鱼腥草60克（干品30克），猪肺200克，盐、味精适量。

制 法/❶ 将猪肺用清水洗净，沥干水分，切块。

❷ 将鱼腥草放入砂锅内，加入适量清水，大火烧沸，转小火煎煮20分钟左右，滤渣、取药汁。

❸ 将药汁入锅与猪肺块同煮，待猪肺块烂熟时，加入盐、味精调味即可。

用 法/每日1剂，佐餐食用。

功效 此膳适用于慢性阻塞性肺炎及肺气肿等病症。

🍵 鱼腥草杏桔茶

材料/ 鱼腥草30克，苦杏仁9克，桔梗10克。

制法/ 将以上材料放入锅中，加入适量清水，大火烧沸，转小火煎煮30分钟左右，滤渣、取药汁。

用法/ 每日1剂，代茶饮，直至症状好转。

> **功效** 此茶有疏风清热、宣肺止咳的功效，适用于小儿风热咳嗽，症见咳嗽不爽、痰黄黏稠、不易咳出。

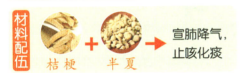

桔梗 + 半夏 → 宣肺降气，止咳化痰

🍵 鱼腥草根方

材料/ 鲜鱼腥草根200克，白糖适量。

制法/ ❶ 将鲜鱼腥草根洗净，放入锅中，加入1000毫升清水，大火烧沸，转小火煎煮至300毫升左右，滤渣、取药汁。

❷ 加白糖搅拌均匀。

用法/ 每日1剂，分2次服用。

> **功效** 此方适用于咳吐脓血、小便黄赤等病症。

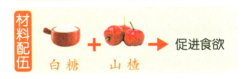

白糖 + 山楂 → 促进食欲

🍲 鱼腥草炖瘦肉

材料/ 鱼腥草60克，瘦猪肉适量。

制法/ ❶ 将鱼腥草洗净，瘦猪肉洗净、切块。

❷ 向锅中加入适量清水，烧开后放入瘦猪肉块，大火烧沸，转小火炖1小时，放入鱼腥草再炖30分钟即可。

用法/ 每日1剂，连服1~2周。

> **功效** 此膳适用于慢性膀胱炎等病症。

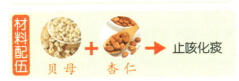

贝母 + 杏仁 → 止咳化痰

🍵 芦根鱼腥草方

材料/ 鲜芦根100克，鱼腥草15克，白糖适量。

制法/ ❶ 将鲜芦根洗净、切段，鱼腥草洗净。

❷ 将芦根段、鱼腥草放入砂锅中，加入适量清水，大火烧沸，转小火煎煮至250毫升左右，滤渣、取药汁，加白糖调味。

用法/ 每日1剂，分2次服用。

> **功效** 此方可有效抵抗湿疹感染。

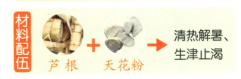

芦根 + 天花粉 → 清热解暑、生津止渴

生地黄

滋阴清热，凉血补血

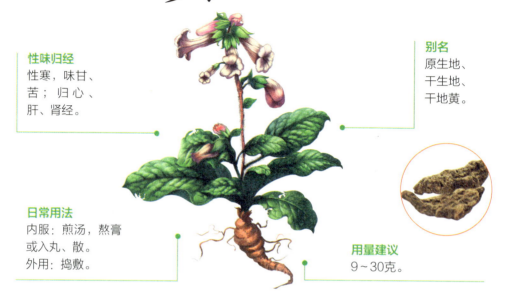

性味归经
性寒，味甘、
苦；归心、
肝、肾经。

别名
原生地、
干生地、
干地黄。

日常用法
内服：煎汤，熬膏
或入丸、散。
外用：捣敷。

用量建议
9~30克。

　　生地黄为玄参科植物地黄的块根，一般于秋季或初冬采挖。除去芦头、须根
及泥沙，鲜用，即鲜地黄；用小火将地黄缓缓烘焙至约八分干，即干地黄。

🍃 适用病症

　　鲜地黄清热凉血之力强，适用于
热病热入营血引起的舌紫绛、发斑发
疹、吐血衄血、咽喉肿痛等病症。

🍃 注意事项

　　脾虚泄泻、胃虚食少、胸膈多痰
者慎服。

常用配伍

生地黄　+　**阿 胶**　→　适用于虚热咳血、衄血、崩漏、吐血、
凉血清热　　　养血润燥　　　温热病耗伤营血等病症。

生地黄　+　**熟地黄**　→　两者配伍，有滋肾阴、养精血的功效，
滋阴止血　　　益精养血　　　适用于阴虚血亏所致的热证。

红花生地黄茶

材料 / 红花1克，花生衣6克，生地黄25克，去核红枣3枚。

制法 / 先将花生衣、生地黄和去核红枣放入锅内，加入400毫升清水，大火烧沸后再煎煮15分钟，最后加入红花稍泡即可。

用法 / 代茶饮。

功效 生地黄可养阴生津，红花可活血调经、散瘀止痛、通利血脉，红枣可补气养血、保护肝脏，花生衣可补血止血、调和脾胃。故此茶有改善贫血的功效。

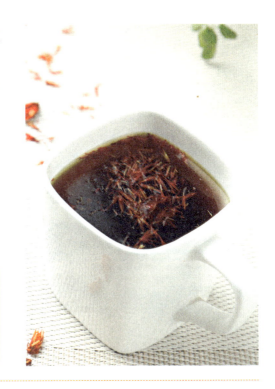

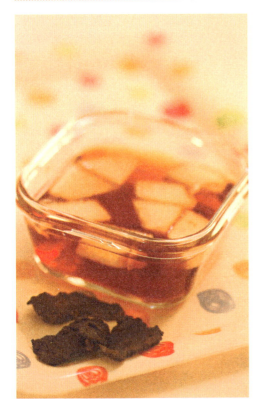

鸭梨地黄茶

材料 / 鸭梨1个（200克左右），生地黄5克，绿茶3克。

制法 / ❶ 将鸭梨洗净，削皮，切小块备用；生地黄洗净。

❷ 将鸭梨块、生地黄放入盛有适量清水的砂锅中，大火烧沸，转小火煎煮10分钟左右，滤渣、取药汁。

❸ 将绿茶放入杯中，用煮好的药汁冲泡。

用法 / 每日1~2剂，代茶温饮。

鸭梨

绿茶

功效 此茶有滋阴清热的功效。

玄参

凉血滋阴，泻火解毒

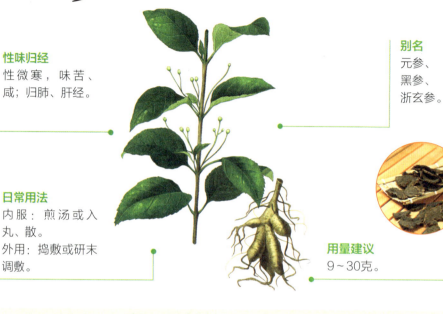

性味归经
性微寒，味苦、咸；归肺、肝经。

别名
元参、黑参、浙玄参。

日常用法
内服：煎汤或入丸、散。
外用：捣敷或研末调敷。

用量建议
9~30克。

玄参为玄参科植物玄参的根，一般在立冬前后茎叶枯萎时采挖，除去根茎幼芽、须根及泥沙，晒或烘至半干，堆放3~6天，反复数次直至干燥，切片，生用。

🌿 适用病症

◎适用于温热病、热入营分伤阴引起的身热夜甚、心烦口渴、发斑神昏等病症。
◎适用于目赤、咽痛、瘰疬等病症。

🌿 注意事项

◎脾胃虚寒、食少便溏者忌用。
◎恶黄芪、干姜、红枣、山茱萸，反藜芦。

常用配伍

玄参 清热解毒	+	黄芩 降泄肺火	→	两者配伍，有清热解毒的功效，适用于咽喉肿痛、热病高烧烦躁等病症。
玄参 泻火解毒	+	牡丹皮 化斑祛瘀	→	两者配伍，有清热解毒的功效，适用于丹毒、斑疹等病症。

膳 玄参猪肝汤

材料/ 玄参15克，猪肝500克，葱段、生姜片适量，酱油、白糖、料酒、水淀粉少许。

制法/ ❶ 将玄参、猪肝洗净，二者同煮1小时后取出猪肝切片。
❷ 将油锅烧热，放入葱段、生姜片爆香，加入猪肝片、酱油、白糖、料酒煸炒至断生，放入猪肝原汤，以水淀粉勾芡即可。

用法/ 佐餐食用。

> **功效** 此膳适用于肝阴不足引起的双目干涩、昏花、夜盲、慢性肝病等病症。

方 养肝明目汤

材料/ 生地黄、熟地黄、芡实各20克，玄参、石斛、枸杞子、黄精、沙参、山药、党参各15克，麦冬、天冬、天花粉、知母、五味子、女贞子各10克。

制法/ 将以上材料放入锅中，加入1000毫升清水，大火烧沸，转小火煎煮至300毫升左右，滤渣、取药汁。

用法/ 每日1剂，分2次服用。

> **功效** 此方具有益气养阴、滋补肝肾、明目退障的功效，适用于糖尿病合并白内障。

方 清火滋阴方

材料/ 黄连12克，黄芩、当归各10克，薄荷、玄参、赤芍各9克，甘草6克，蜂蜜3克。

制法/ 将以上材料放入锅中，加入1000毫升清水，大火烧沸，转小火煎煮至300毫升左右，滤渣、取药汁。

用法/ 每日1剂，分2次服用。

> **功效** 此方有清火滋阴的功效，适用于脾胃实热所致的嘴唇燥裂，症见口唇燥裂、红肿、口干喜冷饮、多食而饥、大便秘结等。

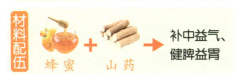

材料配伍 蜂蜜 + 山药 → 补中益气、健脾益胃

方 黄芩玄参方

材料/ 玄参12克，黄芩、白芷、前胡、天花粉、浙贝母、赤芍各10克，防风、陈皮各8克，桔梗6克。

制法/ 将以上材料放入锅中，加入1000毫升清水，大火烧沸，转小火煎煮至300毫升左右，滤渣、取药汁。

用法/ 每日1剂，分2次服用。

> **功效** 此方有祛风清热、化痰散结的功效，适用于睑腺炎。

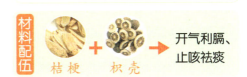

材料配伍 桔梗 + 枳壳 → 开气利膈、止咳祛痰

赤芍

清热凉血，散瘀止痛

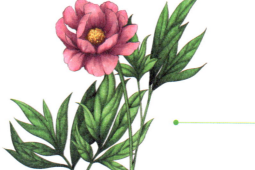

性味归经
性微寒，味苦；
归肝、脾经。

别名
木芍药、
红芍药。

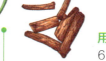

日常用法
内服：煎汤或入
丸、散。

用量建议
6～12克。

　　赤芍为毛茛科多年生草本植物毛果赤芍、卵叶芍药或芍药的根，一般于春、秋二季采挖；除去根茎、须根及泥沙，晒干后方可入药。

🍃 适用病症

◎适用于温热病热入血分、身热发斑、吐血、衄血等病症。
◎适用于肝热引起的目赤肿痛、胁痛等病症。

🍃 注意事项

◎血虚无瘀及痈疽已溃者慎服。
◎赤芍忌与藜芦同用。

常用配伍

赤芍 活血凉血	＋	薄荷 散热清目	→	两者配伍，有凉血散热的功效，适用于目赤肿痛、头痛等病症。
赤芍 活血止痛	＋	桃仁 破血通经	→	常用于女性血瘀、月经先期、血多有块而色紫、黏稠，疗效较好。

膳 二芍炖龟汤

材料/ 赤芍、白芍各10克，全蝎6克，人工饲养的金龟（大小适中）1只，料酒20毫升，姜10克，葱15克，盐4克。

制法/ ❶ 将赤芍、白芍润透切成薄片；全蝎烘干打成细粉。

❷ 将金龟宰杀后去头尾、内膜及爪，放入炖锅内，抹上盐、料酒，加入姜、葱、赤芍片、白芍片；把全蝎粉抹在龟肉上，加入600毫升清水。

❸ 将盛有金龟的炖锅置于大火上烧沸，转小火炖煮45分钟。

用法/ 每日1次，食龟肉50克，饮汤。

功效 此膳有缓解面瘫症状的功效。

膳 归藤煮鸡蛋

材料/ 当归、鸡血藤各12～15克，木香、陈皮、赤芍各8～10克，桑枝15～20克，鸡蛋1个。

制法/ ❶ 将鸡蛋洗净放入锅中，加入适量清水。

❷ 将以上材料放入锅中，大火烧沸转小火，待蛋熟后去壳再煮5～10分钟。

用法/ 食蛋饮汤，每日3次。

功效 此膳有辅助治疗肩周炎的功效。

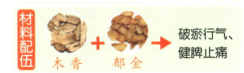
材料配伍：木香 + 郁金 → 破瘀行气、健脾止痛

方 温阳通痹汤

材料/ 黄芪、山药、赤芍各12～15克，白术、陈皮、制川草乌、桂枝各6克，党参、当归、丹参、茯苓、路路通、炙甘草各9克。

制法/ 将以上材料放入砂锅中，加入1000毫升清水，大火烧沸，转小火煎煮至300毫升左右，滤渣、取药汁。

用法/ 每日1剂，分2次服用。

功效 此方有温补脾肾、通络止痛的功效，适用于脾肾阳虚证之关节疼痛、腰膝酸软、性欲减退、畏寒肢冷、舌质淡胖、苔薄白、脉沉迟无力等病症。

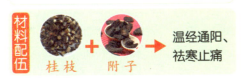
材料配伍：桂枝 + 附子 → 温经通阳、祛寒止痛

方 桃红地龙汤

材料/ 桃仁、红花、川芎各10克，鸡血藤30克，生地黄15克，赤芍、当归、牛膝、地龙各12克，甘草8克。

制法/ 将以上材料放入砂锅中，加入1000毫升清水，大火烧沸，转小火煎煮至300毫升左右，滤渣、取药汁。

用法/ 每日1剂，分2次服用。

功效 此方有行气活血、通经止痛的功效，适用于受伤或猛烈撞击后突然腰痛如折、疼痛连及髀枢至腿股、转侧不利之气滞血瘀型坐骨神经痛等病症。

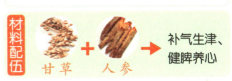
材料配伍：甘草 + 人参 → 补气生津、健脾养心

黄连

清热燥湿，泻火解毒

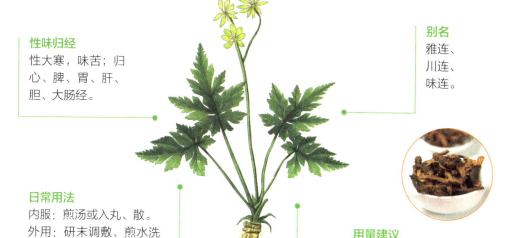

性味归经
性大寒，味苦；归心、脾、胃、肝、胆、大肠经。

别名
雅连、川连、味连。

日常用法
内服：煎汤或入丸、散。
外用：研末调敷、煎水洗或浸汁点眼。

用量建议
1.5～6克。

　　黄连为毛茛科多年生草本植物黄连、三角叶黄连或云连的干燥根茎。四川为其主产地，湖南澧县所产的黄连品质也不错。

🌿 适用病症

　　适用于呕吐吞酸、湿热痞满、泻痢、黄疸、目赤、牙痛、湿疮等病症。

🌿 注意事项

　　黄连过量服用和长时间服用易伤脾胃。因此，胃虚引起的呕恶，脾虚引起的泄泻、五更肾泻者均应慎服。

常用配伍

黄连 泻火解毒	+	生地黄 除湿止痛	→	适用于实热消渴、热势不减、夜睡不安等病症。
黄连 清心火	+	肉桂 和心血	→	两者配伍，有养心安神的功效，多用于心肾不交所致的失眠等病症。

酒 黄连酒

材料/ 黄连30克，白酒180毫升。

制法/ ❶ 将黄连置于砂锅中，加入白酒以中火煎煮。

❷ 煎煮至60毫升左右，去渣、取药汁即成。

用法/ 口服，不限时，随量。

> **功效** 此酒可清热止痛，适用于头痛日久不愈的病症。

 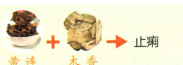

材料配伍 黄连 + 木香 → 止痢

方 葛根黄连汤

材料/ 葛根15克，炙甘草6克，黄芩、黄连各9克。

制法/ 先将葛根放入砂锅中，加入800毫升清水，大火烧沸，转小火煎煮15分钟；再加入炙甘草、黄芩、黄连，大火烧沸，转小火煎煮15分钟，滤渣、取药汁。

用法/ 每日1剂，分2次服用。

> **功效** 此方可用于治疗小儿的热性泄泻。症见泻下很急，就像流水一样；粪便黏滞不爽，颜色为黄褐色，很臭；肛门灼热，甚至疼痛；发烧，并有心烦、口渴、小便量少而色黄；舌头很红，舌苔发黄。

方 冬瓜黄连饮

材料/ 冬瓜1个（大小适中，割开头，去子），黄连（去须）500克，炙甘草（炙微赤，锉）50克，鲜地黄汁、蜂蜜各500毫升。

制法/ 先将炙甘草、黄连捣成末，再将诸药放入冬瓜内，加入1000毫升清水盖上瓜头。以黄土（厚1寸）封裹冬瓜，待土干时，以糠火烧之一日，待冷却后去土，置于露下一宿，取瓜研烂，生布绞汁。

用法/ 每日饭后以清粥调下500毫升。

> **功效** 此膳有养阴生津、退热除烦的功效。

方 黄连阿胶蛋汤

材料/ 黄连5克，生白芍10克，烊化的阿胶汁30毫升，鸡蛋2个。

制法/ ❶ 将黄连、生白芍放入锅中，加入1000毫升清水，大火烧沸，转小火煮至300毫升左右，去渣，兑入烊化的阿胶汁30毫升，候温。

❷ 从鸡蛋中取蛋黄入药汁搅拌即成。

用法/ 每晚临睡前顿服。

> **功效** 此方适用于阴虚火旺、虚烦失眠，或热病、失血后阴虚阳亢型失眠。

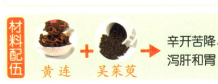

材料配伍 黄连 + 吴茱萸 → 辛开苦降、泻肝和胃

⽅ 黄连汤

材料/ 制半夏9克，黄连、炙甘草、干姜、桂枝、党参各3克，红枣4枚。

制法/ 将以上材料放入锅中，加入1000毫升清水，大火烧沸，转小火煎煮至300毫升左右，滤渣、取药汁。

用法/ 每日1剂，分3次服用。

干姜　　　　　红枣

功效 此方可平调寒热、和胃降逆，对胸中有热、胃中有寒、升降失常、表里不和所致的胸中烦热、痞闷不舒、气上冲逆、欲呕吐、腹中痛或肠鸣泄泻、舌苔白滑、脉弦等病症有很好的疗效。

⽅ 黄连解毒汤

材料/ 黄连、生甘草各5克，黄芩、黄柏、牛膝各10克，栀子12克，金银花、紫花地丁、车前草、蒲公英各30克，茯苓、薏苡仁各15克。

制法/ 将以上材料放入锅中，加入1000毫升清水，大火烧沸，转小火煎煮至300毫升左右，滤渣、取药汁。

用法/ 每日1剂，分2次服用。

功效 此方有清热解毒、利湿通络的功效，适用于腰骶部疼痛、局部红肿、灼热、高热、寒战、头痛、小便黄赤之热毒壅聚型化脓性骶髂关节炎。

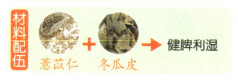
薏苡仁 ＋ 冬瓜皮 → 健脾利湿

⽅ 黄连洋参汤

材料/ 黄连15克，西洋参、陈皮、当归各12克，珍珠1克，甘草6克。

制法/ 将以上材料放入锅中，加入1000毫升清水，大火烧沸，转小火煎煮至300毫升左右，滤渣、取药汁。

用法/ 每日1剂，分2次服用。

当归　　　　　陈皮

功效 此方有益气养血、清心安神的功效，适用于糖尿病合并冠心病心律失常等病症。

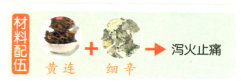
黄连 ＋ 细辛 → 泻火止痛

⽅ 黄连黄柏方

材料/ 黄连、黄柏、青黛、板蓝根各3克，冰片0.6克。

制法/ 将以上材料烘烤干燥后研成细粉，储存在瓶中备用。

用法/ 使用时，既可先用洗净的食指蘸点儿水，再蘸上药粉直接涂抹于患处，也可用药棉蘸药粉涂擦患处。如果伤情严重，则每2小时擦1次；如果伤情不严重，则每4小时擦1次。

功效 此方有清热解毒、活血消肿的功效，可改善疮痈引起的红、肿、热、痛等病症。

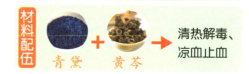
青黛 ＋ 黄芩 → 清热解毒、凉血止血

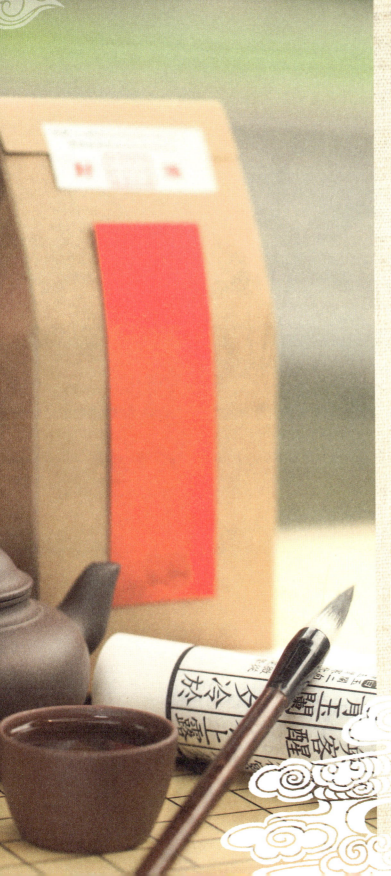

第四章

化痰止咳类

半夏

燥湿化痰，降逆止呕

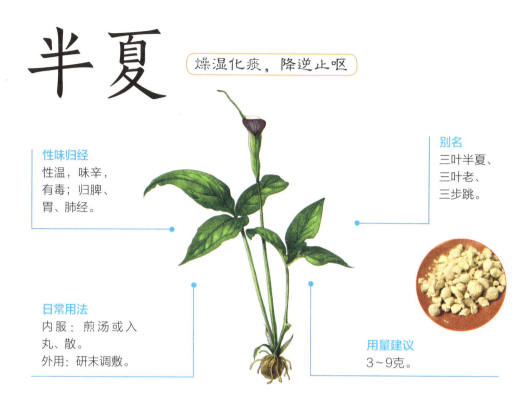

性味归经
性温，味辛，
有毒；归脾、
胃、肺经。

别名
三叶半夏、
三叶老、
三步跳。

日常用法
内服：煎汤或入
丸、散。
外用：研末调敷。

用量建议
3～9克。

半夏为天南星科植物半夏的干燥块茎，于夏、秋二季采挖；洗净、除去外皮、须根，晒干后方可入药。

🌿 适用病症

适用于咳嗽、气喘、多痰、头痛、风痰眩晕、痰饮眩悸、痰厥头痛、呕吐反胃、胸脘痞闷等病症。

🌿 注意事项

◎一切血证及阴虚燥咳、津伤口渴者忌服半夏。

◎半夏不宜与乌头类药材配伍。

常用配伍

半夏 *降逆止呕* ＋ 人参 *补虚理中* ➡ 适用于虚寒呕吐反胃等病症。

半夏 *健胃消痰* ＋ 夏枯草 *疏肝泻火* ➡ 两者配伍，有和胃去火的功效，适用于痰热引起的夜寐不宁、失眠等病症。

酒 半夏酒

材料／ 生半夏50克，白酒150克。

制法／ 将生半夏研成细粉，置于玻璃罐或陶瓷罐中，加入白酒浸泡约24小时，取上面的清液即成。

用法／ 先将患耳洗净，滴入药酒数滴，每日1~2次。

功效 此酒适用于中耳炎。

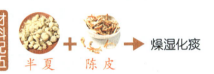

半夏 ＋ 陈皮 → 燥湿化痰

方 辛夷半夏方

材料／ 辛夷花、苍耳子、薄荷、川贝母各9克，白芷、甘草各6克，半夏、陈皮各3克，三七、冰片各1.5克。

制法／ 先将冰片研为细末，再与另外9味材料共研为细末，装瓶备用。

用法／ 用棉签蘸药末少许入鼻中，每日2~3次。

功效 此方有利窍通鼻的功效。

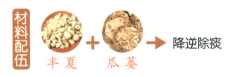

半夏 ＋ 瓜蒌 → 降逆除痰

方 大半夏汤

材料／ 半夏15~30克、人参10~15克，白蜜15~50克。

制法／ 将以上材料放入锅中，加入1000毫升清水，调匀，大火烧沸，转小火煎煮至300毫升左右，滤渣、取药汁。

用法／ 每日1剂，分2次温服。

功效 此方以"朝食暮吐，暮食朝吐"的胃反为经典主治。胃反是古代病名，类似于现代医学所称的消化道梗阻。此方和小半夏汤都主治呕吐，但此方所主为胃反。胃反的特点如下：一是规律性呕吐；二是呕吐的间隔长，食物在胃中停留的时间长。

方 小半夏汤

材料／ 半夏10~30克，生姜20克。

制法／ 将以上材料放入锅中，加入1000毫升清水，大火烧沸，转小火煎煮至300毫升左右，滤渣、取药汁。

用法／ 每日1剂，分2次温服。

半夏　　　　生姜

功效 小半夏汤所主为"谷不得下"，其呕吐没有规律性，食物在胃中停留的时间也不长。所以此方主要适用于以呕吐或恶心欲呕为主的疾病，症见妊娠恶阻、梅尼埃病、神经性呕吐、贲门痉挛。

方 半夏泻心汤

材料/ 半夏12克,党参、黄芩各10克,干姜、黄连各3~10克,甘草6克,红枣4枚,蜂蜜适量。

制法/ ❶ 水煎汤剂:在锅中加入1000毫升清水,将以上材料放入锅中,大火烧沸,转小火煎煮至300毫升左右。
❷ 制作蜜丸:将药物打成细粉,再以炼制的蜂蜜为黏合剂,制成球形。

用法/ 发作期每日1剂汤剂;间歇期服用蜜丸,每丸6克,每日1~3次。

功效 半夏有燥湿化痰,党参有健补脾气的功效。此方适用于口腔溃疡。

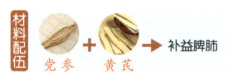

材料配伍　党参 + 黄芪 → 补益脾肺

方 薤白半夏汤

材料/ 瓜蒌15克,薤白12克,半夏16克,白酒500毫升。

制法/ 将以上材料放入锅中,大火烧沸,转小火煎煮至150毫升左右,滤渣、取药汁。

用法/ 每日1剂,分3次服用。

功效 此汤有通阳散结、祛痰宽胸的功效,适用于冠心病心绞痛,痰浊闭阻等病症。症见胸中满痛彻背,不得卧,遇阴雨天加重,咳唾痰涎,甚至不能平卧,苔白腻或白滑,脉滑。

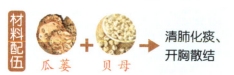

材料配伍　瓜蒌 + 贝母 → 清肺化痰、开胸散结

方 半夏厚朴方

材料/ 姜半夏、苏梗各6克,厚朴花4克,茯苓、姜竹茹各9克,八月札12克,炒枳壳3克,桔梗4.5克。

制法/ 将以上材料放入锅中,加入1000毫升清水,大火烧沸,转小火煎煮至300毫升左右,滤渣、取药汁。

用法/ 每日1剂,分2次服用。

功效 此方有理气化痰、散结利咽的功效,适用于咽异感症。

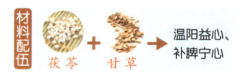

材料配伍　茯苓 + 甘草 → 温阳益心、补脾宁心

方 半夏南星汤

材料/ 半夏、天南星、夏枯草、地龙、猪苓、茯苓、决明子各15克,僵蚕、土鳖虫、壁虎、菊花、青葙子各9克,石菖蒲6克,蜈蚣1.5克。

制法/ 将以上材料放入锅中,加入1000毫升清水,大火烧沸,转小火煎煮至200毫升,滤渣、取药汁,反复2次。将2次取出的汤汁混合。

用法/ 每日1剂,分2次空腹服用。

功效 此方有化痰开窍、解毒散结的功效,适用于各种中枢神经系统原发性肿瘤,如胶质细胞瘤、垂体腺瘤、听神经瘤、颅咽管瘤、脑膜瘤、松果体瘤等。

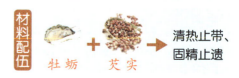

材料配伍　牡蛎 + 芡实 → 清热止带、固精止遗

桔梗

开宣肺气，祛痰排脓

性味归经
性平，味苦、辛；归肺经。

别名
苦梗、苦桔梗。

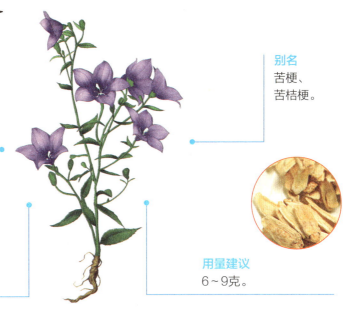

日常用法
内服：煎汤或入丸、散。

用量建议
6～9克。

桔梗为桔梗属多年草本植物桔梗的干燥根，一般在种植后第2～3年的春、秋二季采挖。秋季采挖的桔梗体重体实，品质优良，主产于安徽、江苏、山东等地。

🌿 适用病症

◎适用于咳嗽、痰多等病症。
◎适用于肺痈引起的发热、咳吐脓血、痰黄腥臭等病症。

🌿 注意事项

◎阴虚久咳、咳血者忌用。
◎桔梗不宜与猪肉同食。

常用配伍

桔梗 祛痰止咳 **+ 贝母** 清热散结 ➜ 有消痰止咳、解郁的功效，适用于胸痛、吐痰黏稠、咳嗽、瘰疬等病症。

桔梗 宣肺利咽 **+ 甘草** 疏风散热 ➜ 两者配伍，有清热利咽的功效，适用于内热引起的咽喉肿痛等病症。

茶 桔梗茶

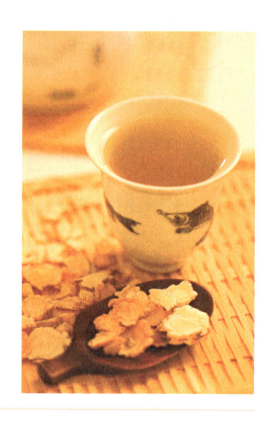

材 料／桔梗10克，千日红5克，蜂蜜适量。

制 法／将桔梗和千日红放入一杯开水（适量）中，浸泡10分钟左右后，滤渣、取药汁，加入适量蜂蜜调味即可。或者用纱布袋将桔梗和千日红装起来做成茶包，每次用适量沸水冲泡饮用。

用 法／代茶饮。

功效　桔梗和千日红搭配入茶，具有利咽、宣肺、化痰、排脓的功效，无论是风寒感冒者还是风热感冒者都可饮用。另外，桔梗茶也适合咳嗽痰多者饮用。

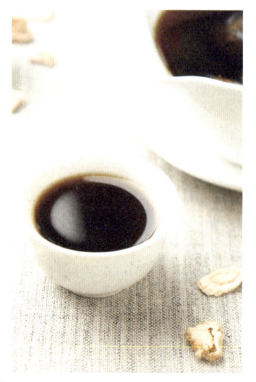

方 罗汉果桔梗汤

材 料／桔梗片30克，罗汉果20克，白糖50克。

制 法／❶ 将罗汉果洗净，捏碎。

❷ 将桔梗片、捏碎的罗汉果放入炖锅内，加入适量清水，大火烧沸，转小火煮28分钟。

❸ 加入白糖即成。

用 法／每日1剂，分2～3次服用。

功效　此方有清肺止咳的功效。罗汉果可用西瓜、苹果、枇杷、柿子中的任何一种代替。

茶 甘草桔梗散

材 料 / 甘草、桔梗、麦冬各250克，牛膝500克，青果100克。

制 法 / 将以上材料共研成粗末，每10克为1包，用纱布包好，并用塑料袋将茶包封装备用。

用 法 / 饮用时将茶包放入杯中，用开水冲泡，代茶饮，每日冲泡1~2包。

功效 此茶对慢性咽炎有辅助治疗的功效。

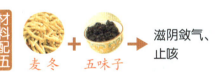

材料配伍 麦冬 ＋ 五味子 → 滋阴敛气、止咳

膳 桔梗炒苦瓜

材 料 / 鲜桔梗100克，苦瓜250克，姜5克，葱10克，盐、味精各2克。

制 法 / ❶ 将鲜桔梗洗净、切片，苦瓜洗净、去瓤、切块，姜切片，葱切段。
❷ 将炒锅置于大火上，加油烧至六成热，下入姜片、葱段爆香，随即下入苦瓜片、鲜桔梗片炒熟，加入盐、味精炒匀。

用 法 / 佐餐食用。

功效 此膳有清热解毒、利咽祛火的功效，适合急、慢性咽炎患者在夏季食用。

膳 桔梗丝瓜汤

材 料 / 鲜桔梗100克，丝瓜500克，姜5克，葱10克，盐、味精各3克。

制 法 / ❶ 将鲜桔梗洗净、切成薄片，丝瓜去皮、去瓤、切块，姜切片，葱切段。
❷ 将炒锅置于大火上，加油烧至六成热，下入姜片、葱段爆香；加入2500毫升清水，大火烧沸；下入鲜桔梗片、丝瓜块，煮熟，加入盐、味精搅匀。

用 法 / 佐餐食用。

功效 此膳有宣肺祛痰、凉血解毒的功效，适用于热病烦渴、痰喘咳嗽等病症。

方 桔梗辛夷花汤

材 料 / 桔梗12克，辛夷花、白芷、苍耳子、广藿香各10克，山药、黄芪、薏苡仁各24克，白术、党参、云苓各15克，石菖蒲9克。

制 法 / 将以上材料放入锅中，加入1000毫升清水，大火烧沸，转小火煎煮至300毫升左右，滤渣、取药汁。

用 法 / 每日1剂，分2次服用。

功效 此方有润肺健脾的功效，适用于慢性鼻炎。

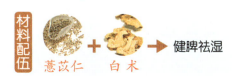

材料配伍 薏苡仁 ＋ 白术 → 健脾祛湿

杏仁

止咳平喘，润肠通便

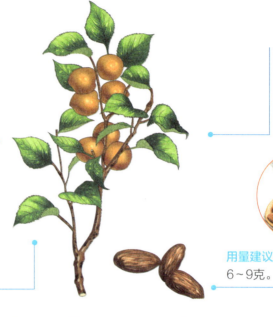

性味归经
性微温，味苦、甘，有小毒；归肺、大肠经。

别名
苦杏仁。

日常用法
内服：生品入煎剂；宜后下。

用量建议
6～9克。

　　杏仁为蔷薇科植物山杏、西伯利亚杏，以及东北杏的干燥成熟种子。于夏季采收成熟果实，除去果肉及核壳，取出种子，晒干后方可入药。

🌿 适用病症

◎适用于多种类型的咳喘症。
◎杏仁霜可用于大便稀薄而咳喘者，炒杏仁可用于体虚脾胃虚弱而咳喘者。

🌿 注意事项

◎杏仁有微毒，不可过量服用。
◎婴儿及阴虚劳嗽、大便稀薄者慎用。

常用配伍

杏仁 降气止咳	+	紫苏 解表化痰	→	有解表散寒、止咳祛痰的功效，适用于外感风寒所致的咳嗽等病症。
杏仁 降气止咳	+	桔梗 宣肺祛痰	→	两者配伍，有宣降肺气、止咳祛痰的功效，适用于风寒咳嗽、痰多等病症。

茶 杏仁茶

材 料/ 杏仁、冬瓜子、火麻仁各10克。

制 法/ ❶ 将杏仁、冬瓜子、火麻仁放在热水（80℃以上）中浸泡8～10分钟。

❷ 将浸泡后的材料去皮、捣烂，置于锅中，加入适量清水搅匀，大火烧沸即成。

用 法/ 代茶温饮，每日1～2剂。

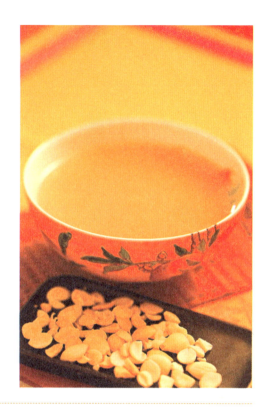

功效 杏仁具有止咳平喘、润肠通便的功效，冬瓜子具有清肺化痰的功效。此茶适合大便干结、腹痛不适、口干舌燥者饮用。

酒 核桃枣蜜酒

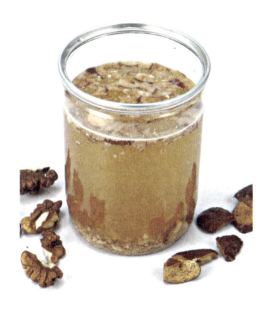

材 料/ 核桃仁、红枣、蜂蜜各60克，杏仁、酥油各30克，50度以上的白酒1500克。

制 法/ ❶ 将核桃仁、红枣、杏仁分别洗净，晾干后研碎备用。

❷ 将白酒倒入坛内，并将蜂蜜和酥油溶化后倒入坛内，调匀。

❸ 将核桃仁、红枣、杏仁研碎后的末放入酒中，密封。

❹ 每日振摇1次，7日后改为每周振摇1次，浸泡21日后即成。

用 法/ 每日服2次，每次服用15克，阴虚火旺者不宜服用。

功效 此酒有补肾强腰、延年益寿的功效，适合腿软无力、肾虚腰痛者饮用。

方 陈皮杏仁饮

材 料/ 杏仁20克，陈皮、桔梗各10克，炙甘草适量。

制 法/ ❶ 将杏仁、陈皮、桔梗、炙甘草分别洗净。

❷ 将锅置于火上，加入适量清水烧开，放入所有材料，大火烧沸，转小火煎煮20分钟，滤渣、取药汁。

用 法/ 每日1剂，温服。

陈皮

杏仁

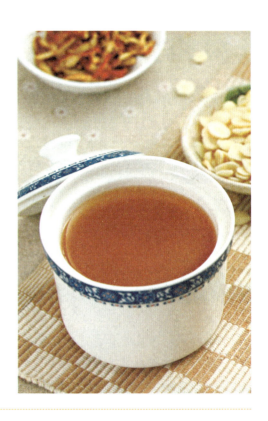

功效 此方有燥湿化痰的功效。

膳 萝卜杏仁猪肺

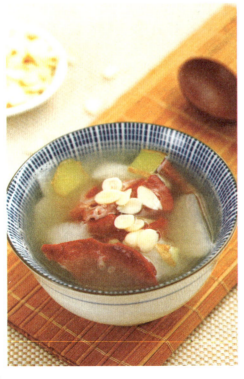

材 料/ 白萝卜500克，生杏仁15克，猪肺250克，生姜20克，料酒适量。

制 法/ ❶ 将白萝卜洗净，切块；杏仁去皮、尖；猪肺洗净，入沸水锅中煮约10分钟；生姜切片。

❷ 将猪肺捞出切块，放入砂锅中，加入生姜片、料酒、适量清水，以及萝卜块、杏仁，大火烧沸，转小火煮至猪肺熟烂。

用 法/ 冬季和春季每周食用2～3次。

白萝卜

生姜

功效 此膳适用于慢性支气管炎等病症。

方 海带杏仁汤

材料/ 海带、绿豆各15克，甜杏仁9克，玫瑰花（布包）6克，红糖适量。

制法/ 将前3味材料放入锅中，加入适量清水，大火烧沸，转小火煎煮至海带熟烂，调入红糖，关火，放入玫瑰花。

用法/ 喝汤，食用海带、绿豆、甜杏仁。每日1剂，连用20~30剂。

功效 此方可改善痤疮的症状。

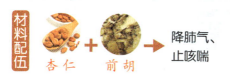

材料配伍　杏仁＋前胡→降肺气、止咳喘

膳 杏仁猪肚

材料/ 雄猪肚300克，杏仁150克，醋800毫升。

制法/ 将杏仁连同2层皮在清水中浸泡24小时，换水5次；将雄猪肚先用碱面搓洗，再用食醋清洗，然后用清水冲洗干净；将杏仁装入猪肚中，用线缝住，置于砂锅内，加醋煮干；取出杏仁，焙干去皮，压研成粉。

用法/ 先将猪肚分数次吃完，再吃苦杏仁粉；每次5克，每日3次。

功效 此膳适合哮喘患者食用。

膳 杏仁梨盅

材料/ 杏仁6克，梨（大小适中）1个。

制法/ 将梨洗净，切下一小块，挖去梨中间不可食用的部分；把杏仁捣碎装入梨腹，再盖上切下的小块，放入锅中，隔水炖熟即可。

用法/ 食梨饮汤，每晚1次。

功效 此膳适合肺气肿患者食用。

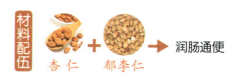

材料配伍　杏仁＋郁李仁→润肠通便

方 二仁芝麻丸

材料/ 火麻仁、杏仁、芝麻各15克，白蜜适量。

制法/ 先将火麻仁、杏仁、芝麻共研为细末，再用白蜜将这些细末炼为适当大小的丸状。

用法/ 每日以温开水送服2~3丸。

功效 此方有清热润肠、缓解便秘症状的功效。此方中的白蜜也可以用其他蜂蜜代替。

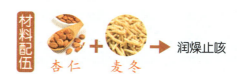

材料配伍　杏仁＋麦冬→润燥止咳

枇杷叶

化痰止咳，和胃降逆

性味归经
性平，味苦；
归肺、胃经。

别名
巴叶、
芦桔叶。

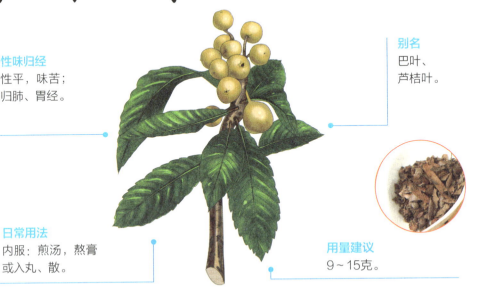

日常用法
内服：煎汤，熬膏
或入丸、散。

用量建议
9～15克。

　　枇杷叶为蔷薇科常绿小乔木枇杷的叶，全年均可采收；待晒至七八成干时，先扎成小把，再晒干；主产于广东、江苏、浙江、福建、湖北等地。

🌿 适用病症

◎适用于肺热引起的咳嗽、咯痰黄稠、口苦咽干等病症。

◎适用于胃热引起的呕吐。

🌿 注意事项

　　枇杷叶苦降，胃寒呕吐及风寒咳嗽者忌用。

常用配伍

枇杷叶 清肺泻热 ＋ **半夏** 燥湿化痰 → 适用于缓解气逆湿阻所致的呕吐、恶心，以及气逆痰郁所致的咳嗽等病症。

枇杷叶 清肺止咳 ＋ **麦冬** 润肺生津 → 适用于缓解心烦口渴、肺热咳嗽，与贝母配伍的效果更好。

方 清热利肺方

材料 / 陈皮、半夏、杏仁、蜜炙枇杷叶各15克，炒苏子、莱菔子、金银花各20克，桔梗10克，甘草5克。

制法 / 将以上材料放入锅中，加入1000毫升清水，大火烧沸，转小火煎煮至300毫升左右，滤渣、取药汁。

用法 / 每日1剂，分2次服用。

功效 此方有清热解毒、化痰止咳的功效，适用于慢性阻塞性肺疾病。

 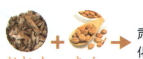

材料配伍 枇杷叶 + 杏仁 → 肃降肺气、化痰止咳

方 清热化脓方

材料 / 栀子、生地黄、连翘、薄荷、玄参各10克，枇杷叶、天花粉各12克，麦冬、黄芪、桔梗各9克，甘草6克。

制法 / 将以上材料放入锅中，加入1000毫升清水，大火烧沸，转小火煎煮至300毫升左右，滤渣、取药汁。

用法 / 每日1剂，分2次服用。

功效 此方有清热解毒的功效，适用于痈热攻肺所致鼻疖肿。

 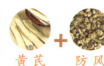

材料配伍 黄芪 + 防风 → 祛风解表、补气固表

方 清燥救肺汤

材料 / 沙参、石膏各15克，甘草9克，蜜炙枇杷叶、杏仁各10克，阿胶、麦冬、黑芝麻、冬桑叶、木蝴蝶各12克。

制法 / 将以上材料放入锅中，加入1000毫升清水，大火烧沸，转小火煎煮至300毫升左右，滤渣、取药汁。

用法 / 每日1剂，分2次服用。

功效 此方有滋阴养血、润肺通喉的功效，适用于失音等病症。

  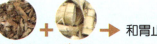

材料配伍 枇杷叶 + 芦根 → 和胃止呕

方 解郁散结方

材料 / 半夏、广郁金、枳壳、枇杷叶、厚朴各9克，茯苓、麦冬各12克，生姜15克，苏叶、青果各6克，甘草、木蝴蝶各3~5克，陈萝卜缨10克。

制法 / 将以上材料放入锅中，加入1000毫升清水，大火烧沸，转小火煎煮至300毫升左右，滤渣、取药汁。

用法 / 每日1剂，分2次服用。

功效 此方有解郁散结的功效，适用于咽部有异感等病症。

 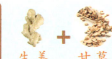

材料配伍 生姜 + 甘草 → 润肺止咳、除痰止呕

桑白皮

泻肺平喘，利水消肿

性味归经
性寒、味甘；
归肺经。

别名
桑根皮、
桑皮、
白桑皮。

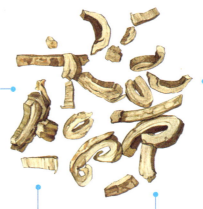

日常用法
内服：煎汤或入散剂。
外用：捣汁涂或煎水洗。

用量建议
6～12克。

桑白皮为桑科植物桑的干燥根皮，于秋末叶落时至次春发芽前采挖根部，刮去黄棕色粗皮，纵向剖开，剥取根皮，晒干后方可入药。

🍃 适用病症

适用于肺热喘咳、水肿胀满、尿少、面目浮肿等病症。

🍃 注意事项

肺虚无火，小便多及风寒咳嗽者忌服。

常用配伍

桑白皮 + 陈皮 → 有清肺泻热、燥湿化痰、止咳平喘的功效，适用于肺热、咳喘、痰多等病症。
润肺平喘　　理气调中

桑白皮 + 地骨皮 → 可用于缓解痰热壅肺所致的身热、心烦口渴、喘嗽、痰稠不利等病症。
泻肺中邪热　　止咳平喘

茶 桑白皮茶

材料／桑白皮20克，陈皮10克。

制法／将桑白皮和陈皮用水过滤后置于砂锅中，加适量清水煎沸20分钟；或者将上述材料切碎，加适量沸水冲泡，可续冲。

用法／每日1剂，代茶温饮，药渣可再次煎服。

功效 此茶有清肺泻热、理气化痰的功效，适用于因吸烟所致的咳嗽、咳痰等病症。

材料配伍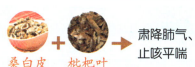
桑白皮 枇杷叶 → 肃降肺气、止咳平喘

方 芪桑饮

材料／黄芪30克，桑白皮20克。

制法／将以上材料切丝后放入砂锅内，加入750毫升清水，小火煎沸，沸后5分钟离火，滤渣、取药汁。

用法／每日1剂，代茶饮。

功效 此方有益气消炎的功效，适合慢性气管炎患者、体质虚弱者服用。

材料配伍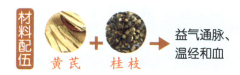
黄芪 桂枝 → 益气通脉、温经和血

膳 桑白皮粥

材料／桑白皮15克，粳米50克，冰糖适量。

制法／ ❶ 将桑白皮用水过滤，粳米淘洗干净。
❷ 将桑白皮放入锅中，加入200毫升清水，煎至100毫升，去渣；加入粳米、冰糖、400毫升清水，煮成粥。

用法／每日2次，温服。

功效 此膳有清泻肺热的功效，适用于肺炎高热不退、口干咽燥等病症。

材料配伍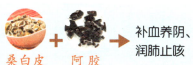
桑白皮 阿胶 → 补血养阴、润肺止咳

方 紫苏杏仁汤

材料／桑白皮、紫苏、炙麻黄、天花粉、甘草各10克，杏仁、冬瓜子、地龙、熟地黄、山药各15克，石膏30克。

制法／将以上材料放入锅中，加入1000毫升清水，大火烧沸，转小火煎煮至300毫升左右，滤渣、取药汁。

用法／每日1剂，分早、晚2次服用。

功效 此方有滋阴润燥、清肺平喘的功效，适用于风寒咳嗽、慢性咳嗽等病症。

材料配伍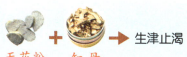
天花粉 知母 → 生津止渴

白果

敛肺平喘，止带缩尿

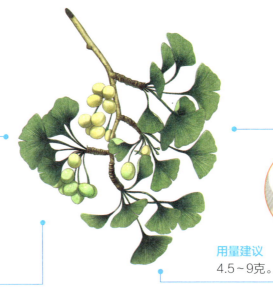

性味归经
性平，味甘、苦、涩，有小毒；归肺、肾经。

别名
白果仁、灵眼、佛指柑。

日常用法
内服：煎汤，捣汁或入丸、散。
外用：捣敷。

用量建议
4.5~9克。

白果为银杏科落叶大乔木银杏的干燥成熟种子，在秋季种子成熟时采收。除去肉质种皮外层，洗净，稍蒸或略煮，烘干，炒熟至有香气，即炒白果。

🍃 适用病症

适用于喘咳、气逆、痰多、白浊带下等病症。

🍃 注意事项

◎白果药性收敛，咳嗽痰稠不利者及儿童慎用。
◎有实邪者忌服。

常用配伍

白果 **止泻止带** ＋ 芡实 **补脾益肾** ➡ 两者配伍，有止泻止带的功效，适用于缓解带下、泄泻等病症。

白果 **敛肺定喘** ＋ 款冬花 **降气止咳** ➡ 两者配伍，有止咳化痰的功效，适用于缓解哮喘痰嗽等病症。

膳 白果烧腐竹

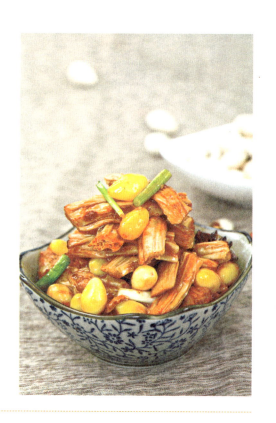

材料/ 干腐竹100克，白果10克，香葱段、生姜末少许，八角、老抽、盐适量，高汤1碗。

制法/ ❶ 将白果去除硬壳，用开水汆烫后去除薄皮，剥出白果仁备用；干腐竹用冷水浸泡2小时至软，洗净，切段。
❷ 将油锅烧热，加入腐竹段和白果仁进行翻炒。
❸ 加入盐、八角、生姜末，倒入高汤、老抽和适量开水，以中火烧煮。
❹ 待汁水收干，加入香葱段即可出锅。

用法/ 佐餐食用。

功效 此膳有敛肺平喘、补充钙质的功效。

膳 白果炒香芹

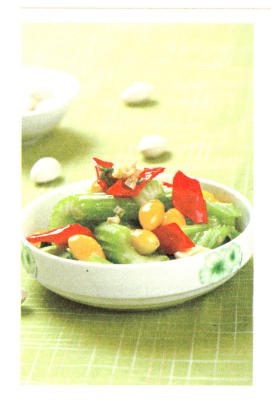

材料/ 新鲜香芹段300克，红椒片20克，白果100克，葱末、蒜末、生姜末适量，盐、鸡精、生抽、白糖适量。

制法/ ❶ 在锅中加入适量清水烧开，放入白果汆烫，熟后捞出、沥干；将香芹段放入沸水锅中汆烫片刻，捞出沥干。
❷ 将油锅烧热，放入葱末、蒜末、生姜末爆炒出香味。
❸ 分别放入红椒片、白果、香芹段略炒，加盐、鸡精、生抽、白糖调味，出锅装盘即可。

用法/ 佐餐食用。

功效 此膳有清热平喘、利水消肿的功效。

贝母

清热润肺，化痰止咳

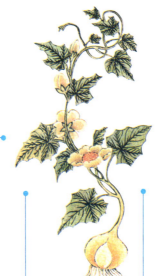

性味归经
性微寒，味苦、甘；归肺、心经。

别名
川贝母、浙贝母。

日常用法
内服：煎汤，研末，或入丸、散。
外用：研末撒或调敷。

用量建议
3~9克。

　　贝母为百合科植物卷叶贝母、乌花贝母或棱砂贝母等的鳞茎。其中，川贝母分布于四川、西藏、青海、甘肃、云南等地，浙贝母分布于浙江的宁波、杭州等地。川贝母于夏、秋二季采挖，除去须根、粗皮，晒干后可入药；浙贝母于初夏时采挖，去外皮，以煅过的贝壳粉吸去浆汁，切厚片或打成碎块后可入药。

🍃 适用病症

　　川贝母和浙贝母都适用于咳嗽等病症。其中，川贝母善治阴虚燥热之肺虚久咳、痰少咽燥或痰中带血等病症。

🍃 注意事项

◎ 川贝母和浙贝母都不宜与乌头类药物同用。

◎ 川贝母和浙贝母都不宜用于寒痰、湿痰症。

常用配伍

贝母 清热化痰	+	款冬花 止咳平喘	→	可加强清热化痰、止咳平喘的功效，适用于痰气郁结所致的咳嗽气喘。
贝母 润肺化痰	+	杏仁 降气平喘	→	两者配伍，有止咳化痰的功效，适用于痰多、咳嗽气喘等病症。

🏵 莲藕贝母羹

材 料/ 藕粉10克（可从药店里直接购买加工后的成品），川贝母粉5克，蜂蜜适量。

制 法/ 将藕粉连同川贝母粉一起加入100毫升的清水中煮沸，5分钟后根据个人口味调入蜂蜜，即可饮用。

用 法/ 每日1剂，温服。

功效 莲藕对人体很有好处，能补益气血、保护脾胃，适用于泻痢、腹泻、疲劳、咳嗽、食欲不振等病症；川贝母有润肺止咳的功效，可清热解毒、止咳平喘、润肺消痰。

🏵 川贝冰糖汤

材 料/ 川贝母10克，米汤500毫升，冰糖30克。

制 法/ 将川贝母研末，与冰糖一起放入米汤内，隔水炖15分钟，调匀。

用 法/ 每日早、晚温服。

功效 此方适用于肺源性心脏病。

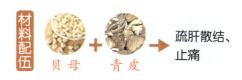

材料配伍　贝母 ＋ 青皮 → 疏肝散结、止痛

🏵 浙贝母炖猪肺

材 料/ 浙贝母15克，昆布100克，海藻20克，猪肺1个（约100克），料酒10毫升，盐4克，生姜少许。

制 法/ ❶ 将浙贝母、昆布洗净，漂去盐分，切丝；海藻、猪肺分别洗净，用沸水氽烫去血水，切块。
❷ 将浙贝母丝、猪肺块、昆布丝、海藻、料酒、生姜一同放入炖锅内，加入适量清水，大火烧沸，转小火炖煮30分钟，加入盐即成。

用 法/ 每日1次，每次食猪肺80克，适量饮汤。

功效 此膳适合肺癌患者食用。

🏵 贝母蒸甲鱼

材 料/ 人工饲养的甲鱼1只，川贝母5克，鸡清汤1000毫升，料酒、盐、花椒、生姜片、葱段适量。

制 法/ 将甲鱼切块放入蒸钵中，加入鸡清汤、川贝母、盐、料酒、花椒、生姜片、葱段，放入蒸锅中隔水蒸1小时即成。

用 法/ 佐餐，趁热食用。

功效 此膳有滋阴补肺的功效，适用于阴虚咳嗽、咳喘、低热、盗汗等病症，健康人食用更能防病强身。

方 川贝雪梨膏

材料/ 川贝母、杏仁、橘红、生石膏各30克，生甘草10克，雪梨（大小适中）6个，冰糖150克，明矾3克。

制法/ ❶ 以2碗清水煎生石膏、杏仁、橘红、生甘草，去渣、取药汁，约1小碗。

❷ 将明矾溶于1小碗水中；雪梨去皮、核、打烂，川贝母打碎，与冰糖一起置于大碗中；倒入药汁及明矾水，放入蒸锅中隔水蒸1小时即可。

用法/ 每日2次，每次服用2匙。

功效 此方对热性哮喘有辅助治疗的功效。

方 萝卜杏贝露

材料/ 萝卜2只，海浮石20克，甜杏仁15克，川贝母5克，蜂蜜50克，黄酒15毫升。

制法/ 将萝卜洗净，切成细丁；海浮石、甜杏仁、川贝母分别洗净，打碎，加黄酒浸润。将以上材料一同倒入盆内，盖严，用大火隔水蒸2小时，离火，过滤去渣，将滤液隔水再蒸30分钟，稍温后调入蜂蜜。

用法/ 每日1剂，早晚分服。

功效 此方有疏肝解郁、理气散结的功效，适用于肝气郁结等病症。

方 香贝养荣汤

材料/ 白术、贝母、柴胡、当归、青皮、陈皮各9克，炒白芍、制香附、黄芩、紫花地丁各12克，夏枯草30克，金银花15克，僵蚕1条。

制法/ 将以上材料放入砂锅中，加入1000毫升清水，大火烧沸，转小火煎煮至300毫升左右，滤渣、取药汁。

用法/ 每日1剂，分2次服用。

功效 此方有补气养血、理气化痰的功效，适用于湿热熏蒸型腋臭等病症。

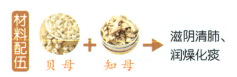

材料配伍 贝母 + 知母 → 滋阴清肺、润燥化痰

方 浙贝香附饮

材料/ 浙贝母、香附、当归、赤芍、陈皮、王不留行、穿山甲（药店售卖品）各15克，全瓜蒌、虎杖、金银花、连翘各20克，白花蛇舌草、白糖各30克。

制法/ ❶ 将以上材料（白糖除外）洗干净放入砂锅内，加入适量清水。

❷ 将砂锅置于大火上烧沸，转小火煎煮25分钟，停火，滤渣、取药汁，在汁液内加入白糖搅匀即成。

用法/ 每日3次，每次饮150克。

功效 此方有疏肝健脾、祛瘀化结的功效，对乳腺癌有一定的疗效。

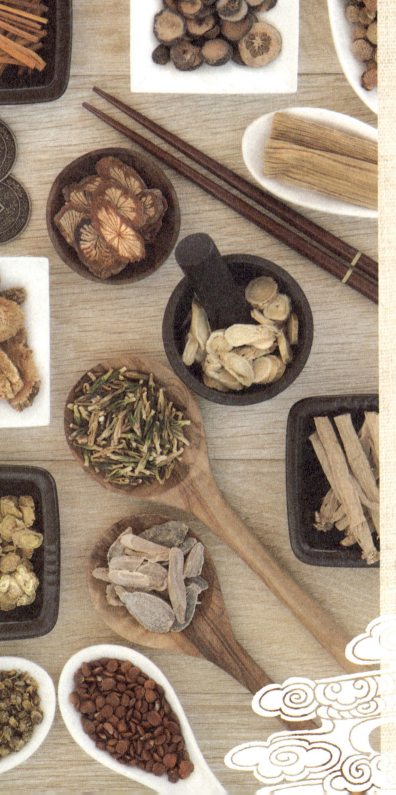

第五章

理气类

陈皮

理气健脾，燥湿化痰

性味归经
性温，味辛、微苦；归肺、脾经。

别名
橘皮、贵老。

日常用法
内服：煎汤或入丸、散。

用量建议
9~12克。

陈皮为芸香科植物福橘或朱橘等多种橘类的果皮，每年10~12月采收；主产于广东、福建等地，尤以广东新会柑、广东四会茶枝柑的柑皮为佳。

🍃 适用病症

◎适用于脾胃气滞引起的腹胀腹满、恶心、呕吐。
◎适用于脾胃虚弱引起的消化不良。

🍃 注意事项

◎气虚体燥、阴虚燥咳者忌用。
◎吐血及内有实热者慎用。
◎多服、久服陈皮易损伤元气。

常用配伍

| 陈皮 理气健脾 | + | 厚朴 散实满 | → | 适用于气滞湿郁、脾胃运化不健所致的积食、食欲不振、恶心等病症。 |

| 陈皮 化湿止呕 | + | 生姜 散气止呕 | → | 有健脾胃、降逆止呕的功效，适用于胃气不和、气逆呕吐等病症。 |

膳 陈皮拌海带丝

材 料/ 泡发好的海带200克，陈皮20克，香菜10克，白糖、麻油、酱油、醋、味精适量。

制 法/ ❶ 将泡发好的海带洗净，沥干，切丝；香菜洗净，切段。

❷ 将海带丝置于碗中，加入麻油、酱油、白糖、味精，搅拌均匀。

❸ 将陈皮洗净，剁碎，加入醋调味。

❹ 将陈皮碎倒入海带丝中搅拌均匀，拌入香菜段即可食用。

用 法/ 佐餐食用。

功效 此膳有理气健脾的功效。

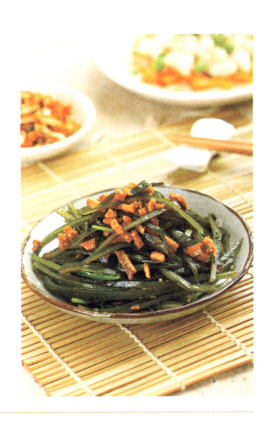

膳 木耳瘦肉煲

材 料/ 猪瘦肉100克，干黑木耳15克，田七5克，陈皮3克，黑枣5枚，姜片8克，盐、醪糟各半小匙。

制 法/ ❶ 将猪瘦肉洗净，切小块；干黑木耳充分泡发后择洗干净，撕成小块；其余材料均洗净，备用。

❷ 将猪瘦肉块入锅氽烫后捞出。

❸ 将以上材料（盐、醪糟除外）放入锅中，加入适量清水，大火烧沸后改用中火炖煮至熟透，最后加盐和醪糟调味即可。

用 法/ 佐餐食用。

功效 此膳适用于心火过旺引起的口腔溃疡、口干舌红、渴欲饮冷水等病症。

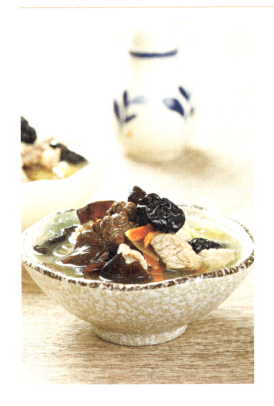

茶 山楂陈皮茶

材料/ 龙井茶、鲜山楂各10克，陈皮5克。

制法/ 将以上材料用200毫升矿泉水（冷）浸泡4小时以上，随时饮用。

用法/ 每日1剂，代茶随意饮用。

> **功效** 此茶可缓解高脂血症的症状。高血压患者可用沸水冲泡以上材料，饮用时加少许蜜糖。

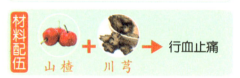

材料配伍　山楂 + 川芎 → 行血止痛

酒 陈皮酒

材料/ 陈皮50克，白酒500毫升。

制法/ 将陈皮放入白酒中浸透，7日后即可饮服。

用法/ 每次1小杯，每日3次。

> **功效** 此酒对消化不良有一定的疗效。

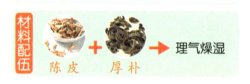

材料配伍　陈皮 + 厚朴 → 理气燥湿

膳 羊肉陈皮羹

材料/ 羊肉250克，胡萝卜1根（约100克），草果、荜茇、陈皮、胡椒各5克，葱白30克，生姜少许，盐、味精适量。

制法/ ❶ 将羊肉洗净，用沸水汆烫去血水，捞出，切丁；胡萝卜洗净切片，与草果、荜茇、陈皮一同用纱布包好；生姜拍碎，葱白切段。

❷ 将制法❶中的材料一同放入砂锅内，加入适量清水炖至羊肉熟烂，拣出布袋和葱、姜，调入盐、味精。

用法/ 每日1剂，分2~3次食用。

> **功效** 此膳有补肾健脾的功效，可缓解肾阳亏虚所致产后腹痛等病症。

膳 陈皮白鸭汤

材料/ 陈皮5克，白鸭肉500克，郁金、制附子、白芍各9克，生姜、葱段、盐各5克，味精3克。

制法/ ❶ 将陈皮、郁金、制附子、白芍装入纱布袋内，扎紧口做成药包。

❷ 将白鸭肉洗净，切块，先置于沸水锅内汆烫去血水，捞出沥水再放入炖锅内。

❸ 在炖锅内加入适量清水，放入药包、生姜、葱段，大火烧开，转小火炖煮70分钟，调入盐、味精，捞出药包即可。

用法/ 每日2次，适量食用。

> **功效** 此膳有疏肝理气的功效，适用于急性病毒性肝炎。

膳 陈皮烧鸭块

材 料 / A. 鸭肉块150克，蒜末、姜片适量，葱段、盐各少许；B. 生抽半小匙，老抽、料酒各1小匙，陈皮、茴香各5克，冰糖15克；C. 茭白块、青尖椒块、红尖椒块适量。

制 法 / ❶ 将鸭块放入沸水锅中汆烫片刻。❷ 将油锅烧热，下姜片、蒜末煸香，放鸭块炒出鸭油；烹入材料B和适量清水，大火烧沸，转小火炖煮30分钟；下入材料C，炖至鸭肉软烂，加盐调味，撒葱段即可。

用 法 / 佐餐食用。

> **功效** 此膳有健脾开胃、补中益气的功效。

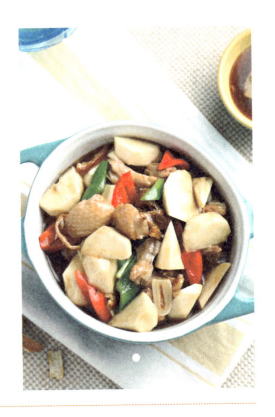

膳 陈皮羊肉煲

材 料 / 带皮羊肉块500克，姜片、红枣、陈皮片适量，盐1小匙，味精、白糖少许，醪糟50毫升。

制 法 / ❶ 将姜片、红枣、带皮羊肉块洗净，备用。❷ 将带皮羊肉块放入加了少许姜片的沸水锅中，汆烫后捞出，沥干水分，备用。❸ 将锅置于火上，放入羊肉块、红枣、陈皮片、姜片、醪糟和适量清水，大火烧开，撇去浮沫后盖上锅盖，转中小火煮1个小时至羊肉熟透，加盐、味精、白糖即可。

用 法 / 佐餐食用。

> **功效** 此膳有益气补虚、健脾化痰的功效。

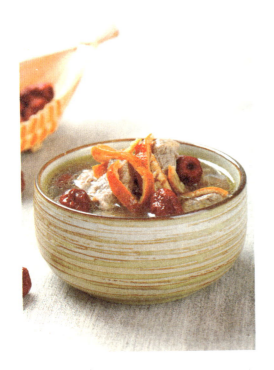

玫瑰花

行气解郁，和血止痛

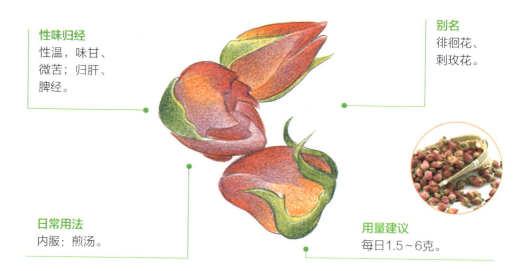

性味归经
性温，味甘、微苦；归肝、脾经。

别名
徘徊花、刺玫花。

日常用法
内服：煎汤。

用量建议
每日1.5~6克。

　　玫瑰花是蔷薇科蔷薇属植物玫瑰的干燥花蕾，理气而不辛燥，和血而不破血，缓和理气，主产于江苏、浙江、福建、山东、河北等地。

🌿 适用病症

◎适用于肝胃不和引起的胁痛、胃痛等病症。

◎适用于肝郁气滞引起的月经不调、经前乳房胀痛等病症。

🌿 注意事项

阴虚火旺者忌用。

常用配伍

玫瑰花 和血止痛 **+** **香附** 调经 → 适用于月经不调、痛经和肝胃气滞所致的胃痛、胁痛等病症。

玫瑰花 行气解郁 **+** **佛手** 疏肝理气 → 有行气解郁、疏肝和胃的功效，多用于胸胁脘腹痛而胀满、食纳欠佳者。

🍵 柠香玫瑰茶

材料 / 玫瑰花5朵，枸杞子半匙，柠檬汁1大匙，冰糖适量。

制法 / ❶ 温壶后，将玫瑰花和枸杞子放入茶壶内。

❷ 向茶壶中注入300毫升左右的热水（80℃以上），浸泡3~5分钟使之入味。

❸ 加入柠檬汁、适量冰糖调味即可。

用法 / 每日1~2剂，代茶饮。

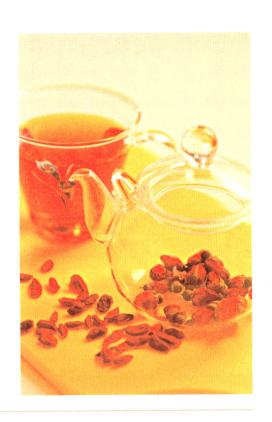

功效 此茶性温，入口有一种柔和的香甜味道，常喝有调理气血的功效。

🍵 清爽解腻茶

材料 / 乌梅、山楂各3克，甘草、玫瑰花各1克。

制法 / ❶ 把以上材料洗净后放入茶壶内。

❷ 以适量沸水冲泡15分钟左右即可。

用法 / 代茶饮。

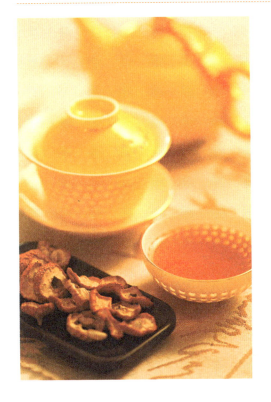

山楂

玫瑰花

功效 此茶有助消化、去油腻的功效，适合平时吃太多大鱼大肉的人饮用。

茶 玫瑰普洱茶

材料 / 普洱、玫瑰花各3克。

制法 / ❶ 将普洱放入盖碗内，先注入沸水，直至浸没茶叶，然后快速将茶水倒出以醒茶。

❷ 往盖碗内重新注入沸水，放入玫瑰花，等到茶香和花香扑鼻而来时即可饮用。

用法 / 代茶频饮。

> **功效** 玫瑰花具有理气的功效，能调节肝肾机能、行气活血、解郁提神、安神助眠。玫瑰花还能够促进新陈代谢，搭配普洱茶具有疏解胸闷的功效，适合夏日肝火旺盛、脾运不健者饮用。

茶 玫瑰金橘茶

材料 / 玫瑰花6克，金橘饼半块（约20克）。

制法 / 将玫瑰花洗净、阴干，金橘饼切碎。将玫瑰花和金橘饼一同放入杯中，冲入适量沸水，拧紧杯盖，闷泡15分钟即可。

用法 / 代茶饮，一份材料一般可冲泡3～5次，当日用完。

> **功效** 此茶有疏肝理气、解郁消胀的功效，适用于肝郁气滞引起的经前乳胀。

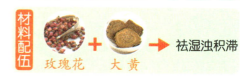

材料配伍　玫瑰花　＋　大黄　➡　祛湿浊积滞

茶 双花甘草茶

材料 / 茉莉花、甘草各5克，干玫瑰花10克，茶叶15克，陈皮12克。

制法 / 将以上材料用适量沸水冲泡，盖闷20分钟左右即可。

用法 / 代茶饮。

> **功效** 此茶有缓解急性胃肠炎、消化不良、痢疾等病症的功效。

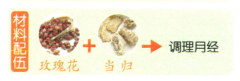

材料配伍　玫瑰花　＋　当归　➡　调理月经

茶 玫瑰红枣茶

材料 / 玫瑰花15克，红枣3～5枚，枸杞子15克。

制法 / 以玫瑰花泡水，气虚者加入红枣，肾虚者加入枸杞子。

用法 / 代茶饮。

> **功效** 此茶有理气解郁、活血散瘀的功效，适用于体虚乏力、心烦不寐等病症。

(方) 茉莉玫瑰饮

材料 / 茉莉花、玫瑰花、荷叶、决明子、枳壳各10克，泽兰、泽泻各12克，桑葚、补骨脂、何首乌各15克。

制法 / 将以上所有材料放入锅中，加入1000毫升清水，大火烧沸，转小火煎煮至300毫升左右，滤渣、取药汁。

用法 / 每日1剂，分2次服用。

功效 此方有改善肥胖症的功效。

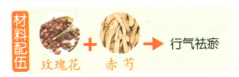

材料配伍 玫瑰花 + 赤芍 → 行气祛瘀

(茶) 玫瑰豆花茶

材料 / 玫瑰花6克，蚕豆花10克。

制法 / ❶ 将玫瑰花、蚕豆花分别洗净，沥干水分备用。

❷ 将玫瑰花、蚕豆花一同放入茶杯中，冲入适量开水，盖上茶杯盖闷泡5分钟即可。

用法 / 代茶饮。

功效 此茶适用于乳腺小叶增生。

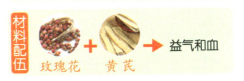

材料配伍 玫瑰花 + 黄芪 → 益气和血

(茶) 玫瑰薰衣草茶

材料 / 玫瑰花15克，薰衣草10克，柠檬草5克，蜂蜜适量。

制法 / 用棉布袋将玫瑰花、薰衣草、柠檬草一起包起来，每次饮用时取出一包加适量沸水冲泡20分钟，待凉后调入蜂蜜即可。

用法 / 每日1剂，代茶饮，可续冲，可长期服用。

功效 玫瑰花芳香行气、味苦疏泄，具有行气解郁、安神助眠、活血止痛的功效；薰衣草有助于提高人的睡眠质量、调节心绪、舒缓情绪。此茶对女性经期情绪不佳、痛经等有一定的缓解作用。

(膳) 玫瑰藕粉羹

材料 / 藕粉60克，玫瑰花（鲜品）30克，白糖15克。

制法 / ❶ 将玫瑰花洗净，撕成瓣状；藕粉用凉水调散。

❷ 在锅内加入300毫升清水，先用大火烧沸，再将藕粉徐徐倒入水中，然后加入白糖、玫瑰花即成。

用法 / 每日1剂，温服。

功效 此膳适用于女性由于血瘀而造成的肤色暗淡、粉刺、色斑等病症。

香附

疏肝理气，调经止痛

性味归经
性平，味辛、微苦、微甘；归肝、脾、三焦经。

别名
莎草、香附子、雷公头。

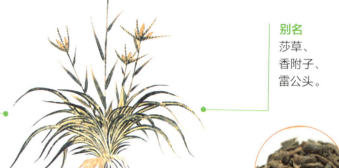

日常用法
内服：煎汤或入丸、散。
外用：研末撒、调敷或作饼热熨。

用量建议
每日6～12克。

香附为莎草科植物莎草的根茎，一般在秋季采挖。将香附洗净，燎去毛须，置于沸水中略煮或蒸透，晒干，或燎后直接晒干，之后方可入药。

🍃 适用病症

◎适用于肝郁气滞引起的胸、胁、腹胀痛等病症。

◎适用于寒滞肝脉引起的疝气疼痛、痛引少腹等病症。

🍃 注意事项

气虚无滞、阴虚或血热者忌用。

常用配伍

香附
理气解郁
+
柴胡
疏肝解郁
→ 适用于胸胁胀痛、肝气郁结所致的月经不调、痛经等病症。

香附
调经止痛
+
当归
补血活血
→ 适用于月经不调、气滞血瘀所致的痛经等病症。

茶 茶树根香附饮

材料 / 茶树根20克，小茴香5克，香附10克，红糖30克。

制法 / ❶ 将前3味材料加适量水煎煮20分钟左右，滤渣、取药汁。

❷ 调入红糖，反复煎2次。

用法 / 每日1剂，代茶频饮，连服7~10日。

香附

小茴香

功效 此茶有理气活血、促进孕育的功效，适用于血气不和、经血不调所致不孕等病症。

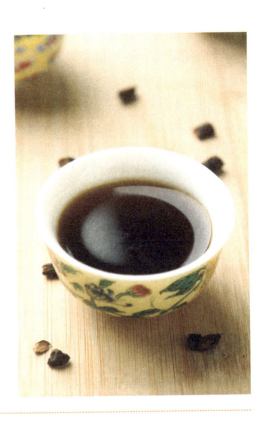

膳 陈皮香附蒸鸽

材料 / 陈皮（润软，切丝）6克，制香附9克，净乳鸽1只（大约200克），姜片、葱段适量，盐适量，绍酒10毫升。

制法 / 将所有材料放入炖盅中，加入适量清水，用大火隔水蒸40分钟即可。

用法 / 每日2次，食乳鸽，饮汤。

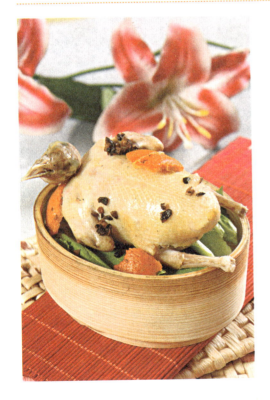

生姜

陈皮

功效 此膳有疏肝理气、宽胸、和胃止呕的功效。

方 良附丸

材料/ 生姜（酒洗7次、焙研）、香附（醋洗7次，焙研）各9克，米汤、盐适量，姜汁1小匙。

制法/ 将生姜、香附加米汤和姜汁、盐制成如梧桐子大小的丸剂。

用法/ 每日2次，每次9克。

> **功效** 此方选自《良方集腋》，对因受寒、恼怒引起的胃痛有一定的缓解作用。

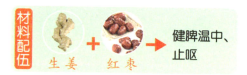

材料配伍　生姜　＋　红枣　→　健脾温中、止呕

方 理气通络方

材料/ 桃仁、红花、川牛膝、白芍、川贝母、生地黄、当归各10克，枳壳、香附、青皮各5克，甘草3克，龙骨20克，牡蛎20克。

制法/ 将以上材料放入锅中，加入1000毫升清水，大火烧沸，转小火煎煮至300毫升左右，滤渣、取药汁。

用法/ 每日1剂，分2次服用。

> **功效** 此方有活血化瘀、理气通络的功效，适用于慢性阻塞性肺气肿之心血瘀阻等病症。

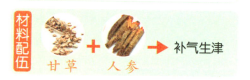

材料配伍　甘草　＋　人参　→　补气生津

方 解郁通络汤

材料/ 柴胡、郁金、香附各10克，茵陈、丹参、丝瓜络、板蓝根、白芍各15克，白花蛇舌草30克，甘草、枳壳各5克。

制法/ 将以上材料放入锅中，加入1000毫升清水，大火烧沸，转小火煎煮至300毫升左右，滤渣、取药汁。

用法/ 每日1剂，分2次服用。

> **功效** 此方有疏肝解郁、清热解毒、活血通络、利湿的功效，适用于慢性乙型肝炎。

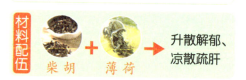

材料配伍　柴胡　＋　薄荷　→　升散解郁、凉散疏肝

方 杜仲中药汤

材料/ 黄芪、桑寄生30克，杜仲、牛膝、山药、生山楂、狗脊、丹参各15克，当归、香附、地龙各10克。

制法/ 将以上材料放入锅中，加入1000毫升清水，大火烧沸，转小火煎煮至300毫升左右，滤渣、取药汁。

用法/ 每日1剂，30日为1个疗程。

> **功效** 此方有温补脾肾、益气活血、降压的功效，适用于冠心病。

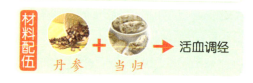

材料配伍　丹参　＋　当归　→　活血调经

沉香

降气温中，暖肾助阳

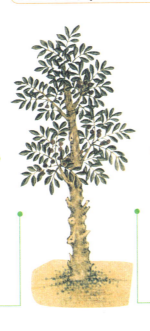

性味归经
性温，味辛、苦；归脾、胃、肾、肺经。

别名
蜜香、青桂香、沉水香。

日常用法
内服：磨汁冲服或入丸、散，宜研末冲服，不用作煎剂。

用量建议
每日1.5~3克。

沉香为双子叶植物药瑞香科乔木植物沉香或白木香在受到自然界的伤害或人为破坏后，在自我修复过程中分泌出的油脂受到真菌的感染所凝结成的分泌物。

适用病症

适用于气逆喘息、呕吐呃逆、脘腹胀痛、腰膝虚冷、大肠虚秘、小便气淋、男子精冷等病症。

注意事项

阴亏火旺、气虚下陷者慎服。

常用配伍

沉香 降气纳肾 + 莱菔子 降气化痰 → 两者配伍，可加强祛痰治喘的功效，适用于肾虚不纳、痰气上逆所致的腹胀。

沉香 温中止痛 + 砂仁 行气和中 → 有温胃降逆、行气止痛的功效。

方 止呕冲剂

材料/ 沉香6克，厚朴、陈皮、乌梅各12克，竹茹、代赭石各20克。

制法/ 将以上材料共研为细末。

用法/ 每次取药粉6～9克，用适量开水冲泡，待温后频饮，每日2次。

功效 此方有健脾化痰、止呕的功效，适用于脾虚不运，以及痰湿中阻所致呕吐、痰多等病症。

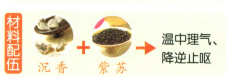

材料配伍　沉香 + 紫苏 → 温中理气、降逆止呕

方 顺气降逆汤

材料/ 木香、沉香、川楝子各9克，乌药、枳壳各10克，丁香、郁金各6克，代赭石30克。

制法/ 将以上材料放入锅中，加入1000毫升清水，大火烧沸，转小火煎煮至300毫升左右，滤渣、取药汁。

用法/ 每日1剂，直至呃逆停止。

功效 此方有顺气降逆、温中理气的功效，适用于气机郁滞所致的呃逆，症见呃逆连声，常因情志不畅而诱发或加重，伴有胸闷、纳减、脘胁胀闷、肠鸣矢气、舌苔薄白、脉象弦等。

方 清脾胃痰火方

材料/ 黄芩、沉香、半夏、茯苓各9克，礞石20克，大黄、橘红、甘草、生姜、乌梅各10克。

制法/ 将以上材料放入锅中，加入1000毫升清水，大火烧沸，转小火煎煮至300毫升左右，滤渣、取药汁。

用法/ 每日1剂，分2次服用。

功效 此方有清热化痰的功效，适用于脾胃痰火所致的耳鸣，症见两耳鸣响、胸脘痞闷、呕吐黄黏痰涎、舌红、苔黄腻、脉象滑数。

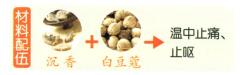

材料配伍　沉香 + 白豆蔻 → 温中止痛、止呕

方 肉桂茴香枣汤

材料/ 肉桂（后下）、小茴香、当归、制香附、茯苓、枸杞子、川栀子、橘核、生姜各10克，沉香5克（后下），荔枝核15克，红枣10枚。

制法/ 将除肉桂、沉香外的其他材料放入锅中，加入适量清水，大火烧沸，转小火煎煮30分钟左右，下入肉桂、沉香，再煎煮5分钟，滤渣、取药汁。

用法/ 每日1剂，分2次服用。

功效 此方有暖肝散寒的功效，适用于寒滞肝经型急性前列腺炎等病症。

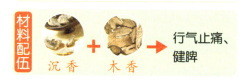

材料配伍　沉香 + 木香 → 行气止痛、健脾

檀香

理气温中，散寒止痛

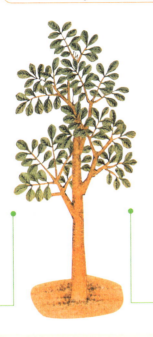

性味归经
性温，味辛；
归肺、脾、胃经。

别名
真檀、
黄檀香、
白檀香。

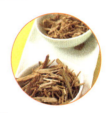

日常用法
内服：煎汤（后
下）或入丸、散。
外用：磨汁涂。

用量建议
每日1~3克。

　　檀香为檀香科植物常绿小乔木檀香树干的心材，一年四季均可采伐，以夏季采得者质量为最佳。采后切小段，除去边材，可入药。

🌿 适用病症

◎适用于寒凝气滞引起的胸痛、腹痛、
胃痛等病症。
◎适用于胃寒食少、呕吐清水等病症。

🌿 注意事项

阴虚火旺或气热出血者忌用。

常用配伍

檀香 温中理气 ＋ 木香 行气止痛 →	两者配伍，可加强行气止痛、健胃的功效，适用于气滞所致的胸腹胀满等病症。
檀香 行气健胃 ＋ 石菖蒲 宁神健脾 →	两者配伍，有健胃、宁神的功效，适用于神志不清、脾胃呆滞、食欲不振等病症。

113

方 八香白芷丸

材料／ 沉香、麝香、白檀香、青木香、零陵香、白芷、甘松香、藿香、细辛、川芎、槟榔、豆蔻各30克，香附15克，丁香1克。

制法／ 将以上14味材料捣筛为末，炼蜜为丸，如梧桐子大。

用法／ 长期含服，咽津味尽即止。

功效 此方可令身体充满香味。

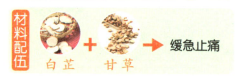

白芷 ＋ 甘草 → 缓急止痛

方 醒酒汤

材料／ 檀香100克，橙皮、陈皮各300克，葛花、绿豆花各150克，人参、豆蔻各50克，盐适量。

制法／ 将以上材料放入砂锅中，加入适量清水，大火烧沸，转小火煎煮30分钟，加盐调味即可。

用法／ 温服。

功效 此方有健脾醒酒的功效。

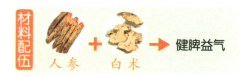

人参 ＋ 白术 → 健脾益气

方 当归地黄汤

材料／ 当归、地黄、炙首乌各12克，川芎、白芍各10克，火麻仁20克（冲），檀香7克（研末），山药、黄芪各15克。

制法／ ❶ 将除火麻仁和檀香末外的其他材料放入锅中，加入1000毫升清水，大火烧沸，转小火煎煮至300毫升左右，滤渣、取药汁。
❷ 用药汁冲泡火麻仁和檀香末。

用法／ 每日1剂，分早、晚2次服用。

功效 此方适合血虚便秘者使用。

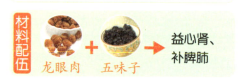

龙眼肉 ＋ 五味子 → 益心肾、补脾肺

方 疏风散表汤

材料／ 大黄、木香、豆蔻、陈皮、檀香、厚朴、藿香、紫菜叶、香薷、薄荷、木瓜、枳壳、羌活、前胡、泽泻、白术、明党参、肉桂、丁香、山楂、肉豆蔻、小茴香、茯苓、砂仁、槟榔、甘草、白扁豆、桔梗、猪苓、香附、白芷、法半夏、苍术各80克，茶叶120克。

制法／ 将以上材料放入锅中，加入1000毫升清水，大火烧沸，转小火煎煮至300毫升左右，滤渣、取药汁。

用法／ 每日1次，每次服用12毫升，儿童用量酌情减少。

功效 此方有疏风散表的功效，适用于外感风寒、呕吐泄泻等病症。

茶 红花檀香饮

材 料 / 檀香、红花各5克，绿茶2克，红糖30克。

制 法 / 以适量沸水冲泡除冰糖外的所有材料，加盖闷5分钟，最后加入红糖调味即可。

用 法 / 每日1次。

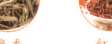

檀香　　　　　红花

功效 此茶适合月经量少、小腹胀痛、经色紫暗有血块者饮用，也有美容的作用。

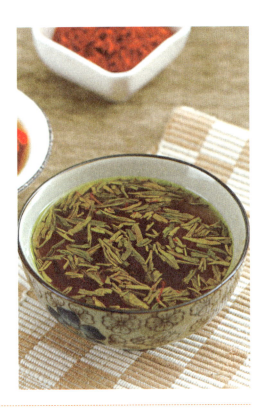

茶 檀香青果茶

材 料 / 檀香3克、青果3~5枚，绿茶1克。

制 法 / 将檀香、青果与绿茶一同放入杯中，冲入适量沸水，加盖闷泡5分钟即可。

用 法 / 代茶饮。

青果　　　　　绿茶

功效 此茶有理气温中、活血化瘀的功效，适用于寒凝气滞引起的胸痛、腹痛等病症。

佛手

疏肝解郁，理气和中

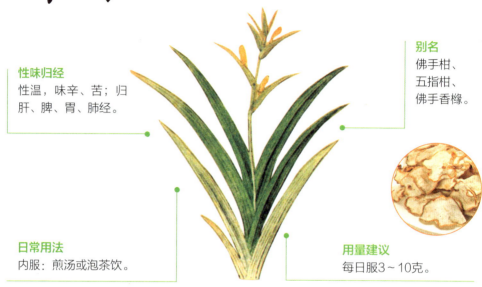

性味归经
性温，味辛、苦；归肝、脾、胃、肺经。

别名
佛手柑、五指柑、佛手香橼。

日常用法
内服：煎汤或泡茶饮。

用量建议
每日服3~10克。

佛手为芸香科植物佛手的干燥果实，适宜在南方种植。佛手被称为"果中之仙品，世上之奇卉"，雅称"金佛手"。

🍃 适用病症

◎ 适用于肝郁气滞引起的胸胁胀痛、胃脘痞满、食少呕吐等病症。

◎ 适用于缓解咳嗽痰多兼胸闷作痛等病症。

🍃 注意事项

阴虚火旺、气虚或无气滞者慎用。

常用配伍

佛手 醒脾开胃	+	半夏 燥湿化痰	→	两者相配，化痰止呕的功效显著，适用于湿痰停膈所致的呕逆、恶心、脘痞作痛等病症。
佛手 疏肝健脾	+	葛花 醒胃止呕	→	两者相配，解酒效果很好，适用于酒醉不醒等病症。

🈴 佛手猪心汤

材 料/ 黄芪段15克，佛手片、葱各10克，猪心300克，料酒10毫升，菜心100克，高汤500毫升，姜、盐、味精、胡椒粉适量。

制 法/ ❶ 将猪心洗净、切片，用沸水汆烫；姜拍松，葱切段；菜心洗净，切段。❷ 将油锅烧热，下入姜、葱段炒香，倒入高汤，烧沸后加入猪心片、黄芪段、佛手片、料酒，煮15分钟后加入菜心段烧沸，加盐、味精、胡椒粉调味即成。

用 法/ 每日1次，适量食用。

> **功效** 此膳适合痰瘀型冠心病患者食用。

🈺 疏肝解郁方

材 料/ 柴胡、白芍、柏子仁、浮小麦、白术各12克，香附、川芎、炙甘草、茯苓各9克，佛手、合欢花、当归、红枣各10克。

制 法/ 将以上材料放入锅中，加入1000毫升清水，大火烧沸，转小火煎煮至300毫升左右，滤渣、取药汁。

用 法/ 每日1剂，分2次服用。

> **功效** 此方有疏肝解郁、养心补血的功效，适用于肝郁血虚所致的阿尔茨海默病。病症表现为神情呆滞、精神恍惚、频频叹息、悲伤欲哭、胸闷胁胀、急躁易怒、虚烦不眠、舌质淡、脉弦细。

🈺 丹皮焦山栀汤

材 料/ 牡丹皮、柴胡、远志各6克，焦山栀、白芍、当归、茯神、酸枣仁、佛手片各9克，炙甘草3克，生牡蛎15克，钩藤12克。

制 法/ 将以上材料放入锅中，加入1000毫升清水，大火烧沸，转小火煎煮至300毫升左右，滤渣、取药汁。

用 法/ 每日1剂，分2次服用。

> **功效** 此方凉肝宁心，对神经衰弱有辅疗功效。

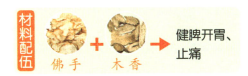

材料配伍 佛手 + 木香 → 健脾开胃、止痛

🈺 健脾丸

材 料/ 太子参15克，云苓、白术、半夏、佛手各10克，陈皮8克，砂仁、木香、炮姜各6克，炙甘草5克。

制 法/ 将以上材料放入锅中，加入1000毫升清水，大火烧沸，转小火煎煮至300毫升左右，滤渣、取药汁。

用 法/ 每日1剂，分2次服用。

> **功效** 此方有益气健脾、理气和胃的功效，适用于慢性胃窦炎，症见面色萎黄、胃脘隐痛、食后饱胀、时有嗳气、神疲易乏、纳谷无味、便不成形、舌苔薄白、脉细。

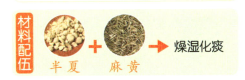

材料配伍 半夏 + 麻黄 → 燥湿化痰

方 丹参佛手汤

材料/ 丹参15克，核桃仁12克，佛手片6克，白糖50克。

制法/ ❶ 将核桃仁、白糖捣烂成泥。
❷ 将砂锅置于火上，加入适量清水烧开，先放入丹参、佛手片，再加入制法❶中的材料，小火煎煮10分钟。

用法/ 每日2次，连服数日。

> **功效** 此方有宁心安神、疏肝理气的功效，适用于神经衰弱。

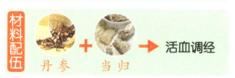
材料配伍 丹参 + 当归 → 活血调经

方 山楂佛手饮

材料/ 山楂30克，佛手15克。

制法/ 将以上材料放入锅中，加入适量清水，大火烧沸，转小火煎煮30分钟左右，滤渣、取药汁。

用法/ 每日早晚各1次，每次7毫升，连续服用1周。

> **功效** 此方有清热、解毒、化瘀的功效，适用于湿热所致的盆腔炎。

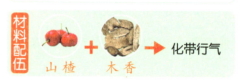
材料配伍 山楂 + 木香 → 化带行气

膳 凉拌佛手瓜

材料/ 佛手瓜丝300克，红椒丝30克，青椒丝20克，酱油、白糖、味精适量。

制法/ ❶ 将佛手瓜丝和红椒丝、青椒丝放入沸水中汆烫一下，捞起备用。
❷ 在容器中放入酱油、白糖、味精与佛手瓜丝、青椒丝、红椒丝，搅拌均匀，盛盘即可。

用法/ 佐餐食用。

> **功效** 此膳气清香、醒脾开胃，可作为治疗湿痰内滞、胁胀、呕吐的常用之品。

膳 佛手排骨汤

材料/ 猪排骨块、佛手瓜各300克，杏仁20克，姜片、葱段、料酒、盐适量。

制法/ ❶ 将猪排骨块放入沸水中汆烫；佛手瓜洗净，切块；杏仁泡软。
❷ 在锅中加入适量清水，将处理好的猪排骨、杏仁、姜片、葱段、料酒一同放入锅中，大火烧开，转小火煲1小时后放入佛手瓜块，煮至佛手瓜块熟烂，用盐调味即可。

用法/ 佐餐食用。

> **功效** 此膳有提高人体抵抗力、助消化的功效，适合冬季伤风、久咳不愈者服用。

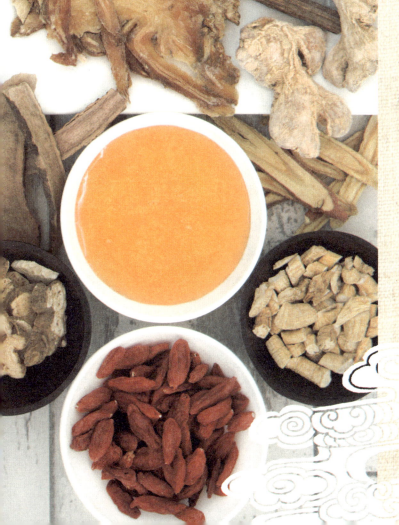

第六章

补益类

人参

大补元气，复脉固脱

性味归经
性平，味甘、微苦；归脾、肺经。

别名
土精、神草、孩儿参。

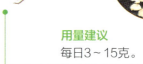

日常用法
内服：煎汤，大剂，熬膏或入丸、散。

用量建议
每日3~15克。

人参为五加科植物人参的根，因为根部肥大，形若人的头、手、足和四肢，故而称为人参。

🌿 适用病症

◎适用于气虚欲脱、脉微欲绝之危重症。
◎适用于脾胃气虚引起的食少、乏力、呕吐、泄泻等病症。

🌿 注意事项

◎人参不宜与藜芦、皂角、五灵脂同用。
◎服用人参期间不宜吃萝卜。
◎实热证、湿热证及正气不虚者禁服。

常用配伍

人参
补中益气

+

白术
健脾补脾

→ 适用于脾胃气虚引起的食少、胸闷腹胀、乏力、呕吐、泄泻等病症。

人参
固脱生津

+

五味子
生津敛气

→ 适用于元气不足或热病气阴两伤所致的气短自汗等病症。

茶 人参五味红茶

材料/ 人参5克、五味子10克、红茶7克。

制法/ 将人参、五味子洗净、捣烂，与红茶一起放入茶壶中，冲入适量沸水，闷泡5分钟，滤渣、取药汁。

用法/ 每日1剂，代茶温饮。

功效 此茶有补中益气、补五脏、明目、益智、补身强体的功效。

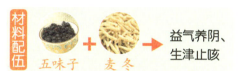

材料配伍 五味子 + 麦冬 → 益气养阴、生津止咳

茶 益智健脑茶

材料/ 石菖蒲、人参各5克，远志、云茯苓各6克。

制法/ ❶ 将人参洗净、切成薄片，其余3味材料捣碎，同人参片一起装入纱布袋中，扎紧袋口。

❷ 将纱布袋放入茶壶中，冲入800毫升沸水，闷泡30分钟即可。

用法/ 代茶饮。

功效 此茶有养心益智的功效。

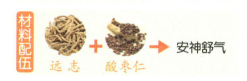

材料配伍 远志 + 酸枣仁 → 安神舒气

膳 人参乌鸡汤

材料/ 人参、白术、茯苓、半夏各15克，陈皮、生姜、红枣各10克，料酒适量，甘草5克，乌鸡1只（约100克），盐6克。

制法/ ❶ 将人参、白术、茯苓、半夏、陈皮、生姜、红枣、甘草分别洗净，放入纱布袋内，扎紧袋口；再将乌鸡宰杀后去毛、内脏及爪。

❷ 将药包和乌鸡一同放炖锅内，加入适量清水，放入料酒，炖熟，加入盐调味即成。

用法/ 每日食用1次，每次食乌鸡肉50克、饮汤，既可佐餐又可单食。

功效 此膳有补气、补血的功效。

方 人参黄芪汤

材料/ 人参、黄芪各15克，红枣（去核）12枚，白莲子（去心）、枸杞子各30克，冰糖（捣成末）10克。

制法/ ❶ 将人参、黄芪洗净，切段；白莲子洗净，浸泡一晚；红枣洗净。

❷ 将人参段、黄芪段、红枣、枸杞子、白莲子放入砂锅内，加入适量清水，大火烧沸，转小火煎煮30分钟，加入冰糖末即成。

用法/ 每日1次，于经前连续服用5~7次。

功效 此方有益气养血的功效，适用于月经提前、量多，以及气短心悸、乏力、小腹有空坠感等病症。

膳 人参瘦肉汤

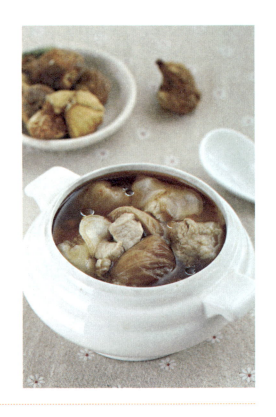

材 料 / 猪瘦肉300克，无花果、人参各80克，生姜、料酒、盐适量。

制 法 / ❶ 将猪瘦肉洗净，切块，入沸水中略氽烫去其血污，捞出，洗净，控水，备用。

❷ 将人参、无花果分别洗净；生姜洗净、切片，备用。

❸ 将已经处理好的材料放入炖盅中，加入适量清水和料酒，加盖大火烧沸，转小火隔水煮150分钟，用盐调味即可。

用 法 / 佐餐食用。

功效 此膳有补中益气，固脱生津的功效。

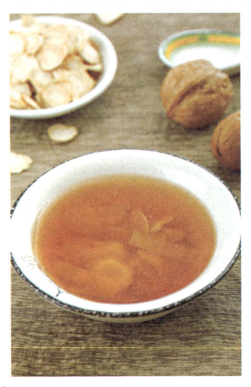

膳 人参核桃姜汤

材 料 / 人参6克，核桃仁25克，生姜片10克。

制 法 / ❶ 将人参洗净与核桃仁、生姜片一同放入锅中，加入适量清水，大火烧沸，转小火煎煮40分钟，滤渣、取药汁1碗。

❷ 将药渣再次加入适量清水煎煮，滤渣、取药汁1碗，合并两次所取药汁。

用 法 / 每日1剂，早、晚分服。

功效 此膳有补肺益肾、定喘逆的功效。

山药

健脾益胃，滋肾益精

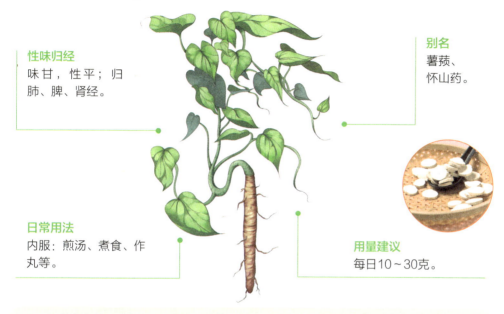

性味归经
味甘，性平；归肺、脾、肾经。

别名
薯蓣、怀山药。

日常用法
内服：煎汤、煮食、作丸等。

用量建议
每日10～30克。

山药为薯蓣科植物，主产于河南、江苏、广西、湖南等地，每年10月下旬至11月采收。山药常用于保健养生，既可单独入药，也可与其他药材配伍使用。

🌿 适用病症

◎适用于脾胃虚弱引起的食少、乏力等病症。

◎适用于肺肾虚弱引起的咳喘少气、无痰或痰少而黏、女性带下清稀等病症。

🌿 注意事项

◎内有积滞或湿盛者不宜单独服用，应酌情配伍理气药或燥湿药。

◎有实热、实邪者忌用。

常用配伍

山药 滋补脾气	＋	茯苓 健脾利湿	→	适用于脾虚泄泻或久病脾胃气阴不足所致的脘闷不思食、神倦、腹泻等病症。
山药 补脾益肾	＋	芡实 固精止带	→	两者相配则固精、止泻、止带的功效更强，适用于泄泻、遗精、小便不禁等病症。

酒 山药酒

材 料 / 山药（新鲜）300克，柠檬1个，35度的蒸馏酒450毫升。

制 法 / ❶ 将山药洗净后沥干，切片。

❷ 将柠檬洗净后切片。

❸ 将切好的山药片和柠檬片放入玻璃瓶中，倒入蒸馏酒，密封放在阴凉处。2个月后，待其熟成，再过滤到窄口瓶里。

用 法 / ❶ 直接饮用或加冰块饮用。

❷ 与高丽人参酒或大蒜酒一起饮用。

功效 此酒能有效阻止血脂在血管壁的沉淀，预防心血管疾病，有安神、延年益寿的功效。

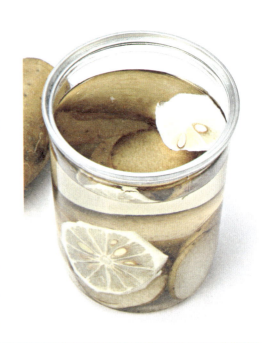

膳 山药排骨汤

材 料 / 猪排骨250克，山药150克，枸杞子10克，葱段、生姜片、料酒、盐、味精适量，清汤1000毫升。

制 法 / ❶ 将山药去皮，洗净，切成块，入沸水锅中汆烫片刻。

❷ 将排骨洗净，剁块，入沸水锅汆烫后捞出。

❸ 在砂锅中加入清汤、排骨块、葱段、生姜片、料酒，烧沸后撇去浮沫，加盖煮至排骨熟烂。

❹ 放入山药块，加入盐、味精煮至山药入味，加入枸杞子即可。

用 法 / 佐餐食用。

功效 此膳有益气养阴，补脾益肾的功效。

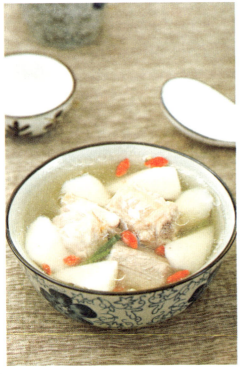

膳 山药拌牛舌

材料 / 牛舌1个（约100克），山药丝200克，柠檬皮丝、红椒丝各少许，白糖、盐、醋、柠檬汁适量。

制法 / ❶ 将牛舌洗净，切成丝；将山药丝放入清水中浸泡5分钟，捞出沥干。

❷ 将柠檬汁加白糖、盐、醋调成味汁。

❸ 将牛舌丝、山药丝、柠檬皮丝、红椒丝放入碗中，加入味汁拌匀即可。

用法 / 佐餐食用。

功效 此膳有开胃健脾的功效。

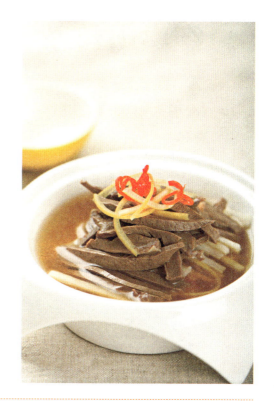

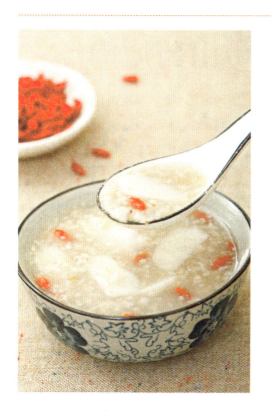

膳 燕麦山药羹

材料 / 山药块100克，薏苡仁30克，燕麦、枸杞子、冰糖适量。

制法 / ❶ 将薏苡仁淘洗干净，放入清水中浸泡2.5小时。

❷ 在锅中加入适量清水，放入薏苡仁、山药块将其煮熟，再放入冰糖、燕麦熬煮匀，最后放入枸杞子略煮即可。

用法 / 佐餐食用。

功效 薏苡仁有利水消肿、健脾去湿、清热排脓等功效，为常用的利水渗湿药。

茶 红枣山药茶

材料/ 红枣10枚，山药100克。

制法/ ❶ 将红枣和山药分别洗净，红枣去核。

❷ 将红枣和山药放入锅中，加入适量清水，大火烧沸，转小火煎煮30分钟。

用法/ 代茶频饮，每日1剂，连续服用2~3周。

> **功效** 此茶具有健脾利湿、养血祛风的功效，适合有面部皮肤瘙痒及中医辨证为气血不足者饮用。

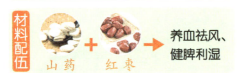

材料配伍　山药 ＋ 红枣 → 养血祛风、健脾利湿

膳 山药糯米粥

材料/ 糯米30克，山药15克，胡椒粉、白糖适量。

制法/ 将糯米略炒，与山药一起下锅，加入适量清水，置于火上煮粥，待粥熟后加胡椒粉及白糖调味即可。

用法/ 随餐食用。

> **功效** 此膳有健脾益胃的功效，适用于小儿脾胃虚寒型泄泻等病症。

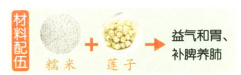

材料配伍　糯米 ＋ 莲子 → 益气和胃、补脾养肺

膳 山药附子蛋汤

材料/ 鸡蛋2个，小茴香5克，山药、附子各10克，盐2克，蜂蜜适量。

制法/ ❶ 将小茴香、山药、附子、盐放入砂锅中加入适量清水，煎煮2小时以上。

❷ 将鸡蛋打散，用沸药液把鸡蛋液冲成蛋花，加入适量蜂蜜调味。

用法/ 每日早晨代餐服用1碗，坚持1个月方可见效。

> **功效** 此膳对改善阳痿有一定的功效。

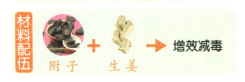

材料配伍　附子 ＋ 生姜 → 增效减毒

膳 山药瘦肉汤

材料/ 山药30克，猪瘦肉100克，生姜片、盐、味精适量。

制法/ ❶ 将山药和猪瘦肉切成小块备用。

❷ 在锅内加入适量清水，水开后放入生姜片、肉块、山药块，撇去血沫，煮至肉块熟烂，加入适量盐、味精调味。

用法/ 每日服1次。

> **功效** 此膳有宁心安神的功效，可缓解抑郁症的症状。

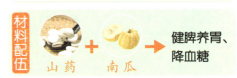

材料配伍　山药 ＋ 南瓜 → 健脾养胃、降血糖

红枣

补脾和胃，益气生津

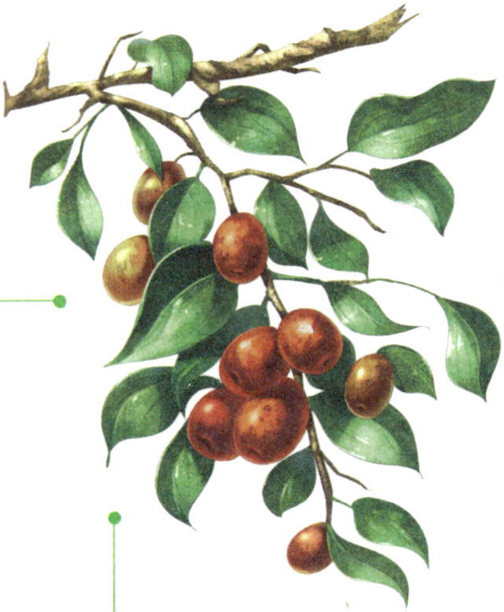

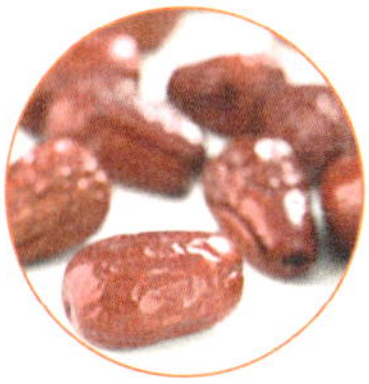

性味归经
性温，味甘；
归脾、胃经。

别名
干枣、
美枣、
大枣。

日常用法
内服：煎汤或捣烂
作丸。
外用：煎水洗或烧
存性研末调敷。

用量建议
每日6~15克。

红枣为鼠李科落叶灌木或小乔木枣的成熟果实，主产于河北、河南、山东、陕西等地，于秋季果实成熟时采收，以色红、肉厚、饱满、核小或无核、味甜者为佳。

🌿 适用病症

◎ 适用于体倦、乏力、食少等病症。
◎ 适用于血虚引起的面黄、头晕、眼花、女性月经量少及色淡等病症。

🌿 注意事项

◎ 红枣易助湿滞气、生痰蕴热，故有实热、湿盛、滞气等症者不宜食用。
◎ 进食鲜枣过多可能引起腹泻。

常用配伍

| 红枣 补脾和胃 | + | 甘草 和中缓急 | → | 两者配伍，有补养心脾的功效，适用于心脾气虚所致的精神恍惚、悲喜无常等病症。 |
| 红枣 生津养血 | + | 阿胶 滋阴补血 | → | 两者配伍，有养血、补血、止血的功效，适用于营血不足及各种出血症等病症。 |

茶 菊花水果茶

材 料/ 苹果1个（约200克），白菊花4朵，红枣5枚，蜂蜜适量。

制 法/ ❶ 将苹果洗净，去皮、去核，切成小块；白菊花、红枣分别洗净备用。

❷ 在锅中加入适量清水，将苹果块、红枣放入锅中，大火烧沸，转小火煎煮30分钟。

❸ 在锅中加入白菊花继续煮10分钟即可。

❹ 饮用时可依个人口味调入适量蜂蜜。

用 法/ 每日2剂，代茶频饮。

功效 此茶有清热润肺的功效，适用于咽喉干燥、干咳无痰者。

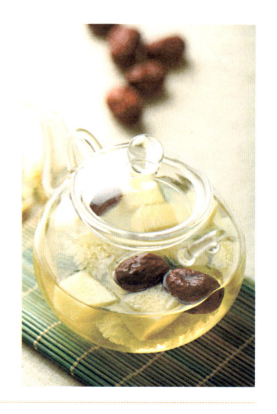

茶 益肝解毒茶

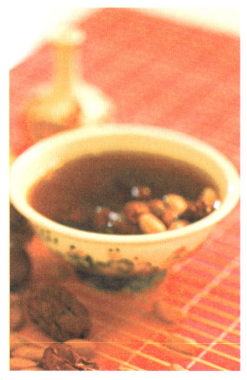

材 料/ 红豆50克，花生仁25克，红枣15克，红糖适量。

制 法/ ❶ 将红豆、花生仁洗净、沥干备用；红枣洗净，去核，用温水浸泡约10分钟后备用。

❷ 在锅中加入适量清水，放入红豆、花生仁，以小火煮至熟软即可。

❸ 加入红枣、红糖，续煮30分钟左右。

用 法/ 饮汁，食茶材。

功效 此茶有清热解毒、缓和慢性肝炎的症状、化解肝内脂肪沉积的功效，适用于经常在酒桌上大吃大喝、饮食无规律的人群。

（茶）姜枣红茶

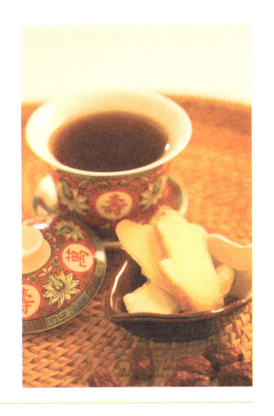

材 料 / 红茶1.5克，红枣25克，生姜10克，蜂蜜适量。

制 法 / ❶ 将红枣洗净，去核，备用。

❷ 将红枣用水煮熟、晾干。

❸ 将生姜切片炒干，加入蜂蜜炒至微黄。

❹ 将红茶、红枣、生姜片用适量沸水冲泡5分钟即可。

用 法 / 每日1剂，代茶温饮。

功效 此茶有健脾补血的功效，贫血的女性朋友可多饮用一些。

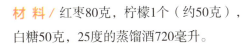

（酒）红枣酒

材 料 / 红枣80克，柠檬1个（约50克），白糖50克，25度的蒸馏酒720毫升。

制 法 / ❶ 将红枣和柠檬分别洗净；红枣切片，柠檬切薄片。

❷ 将红枣片、柠檬片、白糖放进玻璃瓶内，倒入蒸馏酒，密封放置于阴凉处。

❸ 1个月后，待其熟成，过滤到窄口玻璃瓶内。

用 法 / ❶ 直接饮用。

❷ 加冰块饮用。

❸ 与肉桂酒或生姜酒一起饮用。

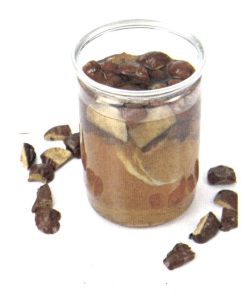

功效 此酒有生津养血、清热化痰的功效。

膳 参枣猪腿肉汤

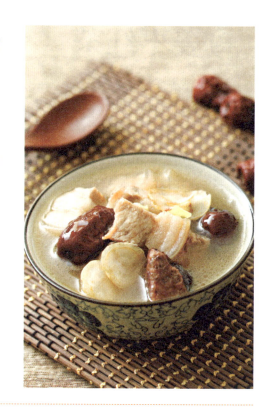

材 料/ 猪腿肉200克，红枣100克，何首乌40克，丹参、盐适量。

制 法/ ❶ 将猪腿肉洗净，切块，汆烫备用；红枣去核，洗净；何首乌、丹参分别洗净、切片。

❷ 将砂锅置于火上，加入适量清水，大火烧沸，放入猪腿肉块、红枣、何首乌片、丹参片后再次烧沸，转小火煎煮2.5小时。

❸ 调入盐即可。

用 法/ 佐餐食用。

功效 此膳有活血散瘀的功效。

膳 红枣雪梨粥

材 料/ 雪梨1个（约100克），燕麦片、糯米各50克，红枣、蜂蜜适量，枸杞子少许。

制 法/ ❶ 将红枣、燕麦片洗净；糯米淘洗干净，用水浸泡3小时左右；雪梨洗净，切小块；枸杞子洗净。

❷ 将锅置于火上，加入适量清水，倒入糯米、红枣，大火烧沸，转小火煮至粥稠。

❸ 放入燕麦片、枸杞子、雪梨块继续煮5分钟左右，关火。

❹ 放凉，调入蜂蜜即可。

用 法/ 佐餐食用。

功效 此膳有止咳化痰的功效。

龙眼肉

开胃益脾，补虚长智

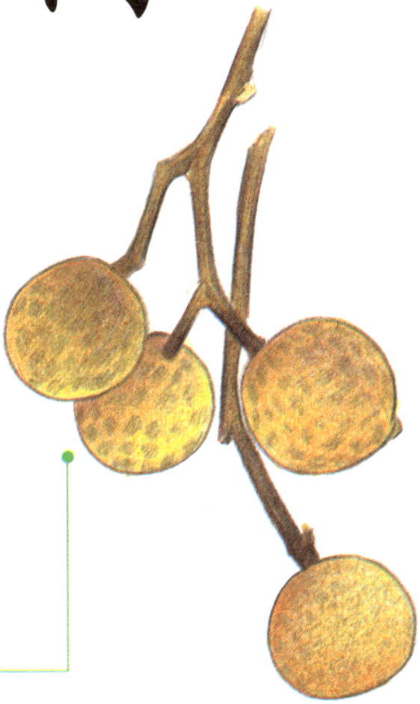

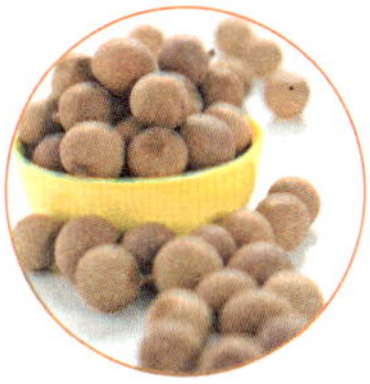

性味归经
性温，味甘；
归心、脾经。

别名
桂圆、
圆眼、
益智。

日常用法
内服：煎汤，熬膏，
浸酒或入丸剂。

用量建议
每日9~15克。

龙眼肉为无患子科常绿乔木桂圆树的假种皮，于夏、秋二季采收成熟果实，进行干燥处理，除去壳、核，晒至干爽不黏后方可入药。

🌿 适用病症

◎适用于心脾两虚及气血不足引起的心慌、失眠、健忘、乏力等病症。
◎适用于久病体衰或气血不足者。

🌿 注意事项

内有痰火及湿滞停饮者忌服。

常用配伍

| 龙眼肉 养血安神 | + | 黄芪 益气生血 | → | 有补益心脾、安定神志的功效，适用于血虚惊悸怔忡、失眠健忘等病症。 |
| 龙眼肉 养血安神 | + | 酸枣仁 滋阴养血 | → | 有滋阴养血、补益心脾的功效，适用于阴血不足所致的心烦不眠等病症。 |

茶 莲子乌龙茶

材 料 / 莲子10~15枚，龙眼肉20克，红枣5枚，乌龙茶、蜂蜜适量。

制 法 / ❶ 先将莲子洗净，放入盛有适量清水的砂锅中煮熟，然后加入龙眼肉、红枣和乌龙茶，稍煮片刻。

❷ 滤渣、取药汁，加入适量蜂蜜调味。

用 法 / 每日1剂，代茶温饮。

功效 此茶有安神、补血养颜的功效，适用于虚寒体质或贫血等病症。

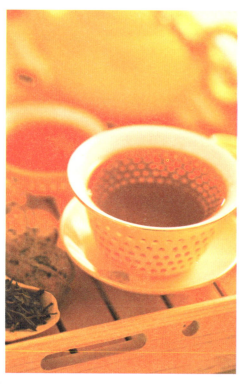

茶 核桃茶

材 料 / 红茶、核桃仁、红枣、龙眼肉各3克。

制 法 / ❶ 将红枣去核，洗净；龙眼肉去除杂质，洗净。

❷ 将所有材料置于砂锅中，加入适量清水，大火烧沸，转小火煎煮20分钟，滤渣、取药汁。

用 法 / 每日1~2剂，代茶温饮。

功效 此茶有补肾阳、益血气、通经络的功效，适用于因阳虚引起的手足不温、性功能低下等病症。

🍵 龙眼洋参茶

材 料/ 龙眼肉30克，西洋参6克，白糖适量。

制 法/ ❶ 将西洋参浸润，切片；龙眼肉去杂质，洗净。

❷ 将西洋参、龙眼肉放入砂锅内，加入适量清水和白糖，置于沸水锅中小火蒸40分钟。

用 法/ 每日1剂，代茶饮。

功效 此茶有养心血、宁心神的功效，适用于失眠、心悸、气短、健忘等病症。

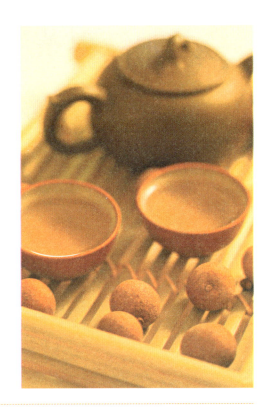

🍵 茉莉龙眼茶

材 料/ 茉莉花12克，肉桂、龙眼肉各10克。

制 法/ ❶ 将茉莉花洗净，备用；龙眼肉去壳、去核，洗净。

❷ 将所有材料放入茶壶中，冲入适量沸水，加盖闷泡15分钟左右。

用 法/ 此为1天的用量，每3天服用1剂，每10剂为1周期。

功效 此茶有温气补肾的功效，可提升膀胱的自我控制能力，以及减轻大小便失禁的症状。

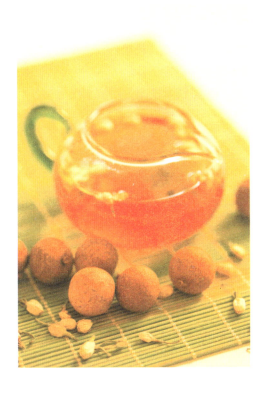

133

茶 龙眼红枣茶

材 料/ 龙眼肉3克，红枣3枚。

制 法/ 将红枣去核、切碎，与龙眼肉一起放入容器内，冲入适量沸水，闷泡15~20分钟，去渣、取药汁。

用 法/ 每剂泡1次，代茶饮，最好将茶材一同嚼烂吞下。

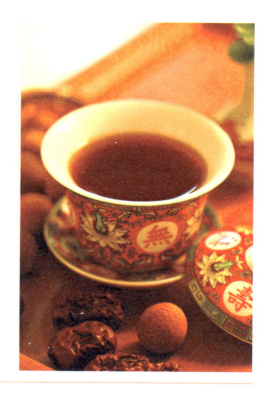

功效 此茶有健脾养心、益气生血的功效，适用于脾虚不生血及心弱不主血的贫血、心悸怔忡、面色苍白、失眠不寐等病症。

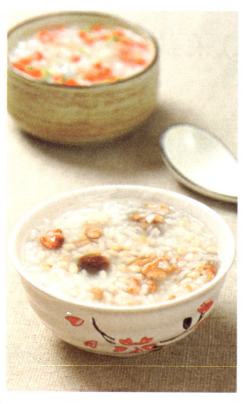

膳 龙眼粥

材 料/ 糯米100克，松子仁、核桃仁、龙眼肉各25克，蜂蜜适量。

制 法/ ❶ 将糯米洗净，用清水浸泡30分钟左右。

❷ 将龙眼肉、核桃仁和松子仁放入碗中，加入少量清水，放入蒸锅隔水蒸50分钟左右，连同汁水一起取出。

❸ 将糯米放入锅中，加入适量浸泡过糯米的水，大火烧沸，转用小火熬煮35分钟（呈稀粥状），将蒸好的龙眼肉、核桃仁、松子仁及汁水一同倒入锅内，再次烧沸后加入蜂蜜调味即可。

用 法/ 代餐食用。

功效 此膳有润肠通便、补肾温肺的功效。

枸杞子

滋补肝肾，益精明目

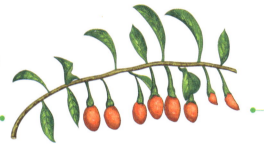

性味归经
性平，味甘；归肺、肝、肾经。

别名
苟起子、甜菜子、红耳坠。

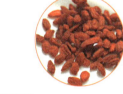

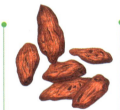

日常用法
内服：煎汤，熬膏，浸酒或入丸、散。

用量建议
3~15克。

　　枸杞子为茄科植物枸杞或宁夏枸杞的成熟果实，于夏、秋两季果实成熟时采摘。除去果柄，置于阴凉处晾至果皮起皱纹后，再暴晒至外皮干硬、果肉柔软即得。

🌿 适用病症

◎适用于肝肾阴虚引起的腰膝酸软、头晕目眩、目昏多泪等病症。
◎适用于肺阴虚引起的虚劳、咳嗽等病症。

🌿 注意事项

　　外邪实热、脾虚有湿及泄泻者忌服。

常用配伍

| 枸杞子 养肝明目 | + | 菊 花 清凉祛火 | → | 适用于肝肾不足所致的头昏眼花，可有效改善视力。 |
| 枸杞子 滋补肝肾 | + | 当 归 补血活血 | → | 有滋补肝肾、养血活血的功效，适用于肝肾不足所致的腰膝酸痛、遗精等病症。 |

茶 枸杞子茶

材 料／枸杞子20克，菊花1~2朵。

制 法／将枸杞子清洗干净，放入杯中，用适量沸水冲泡。可另加菊花1~2朵一起冲服，效果会更好。

用 法／每日1~2剂，代茶温饮。

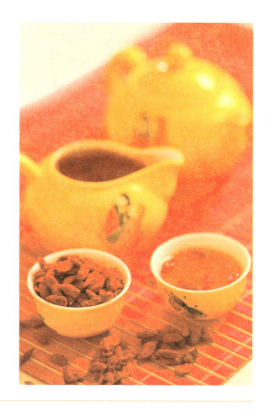

功效 枸杞子有滋养肝肾、益精明目的功效，多用于精血不足所致的头昏眼花、腰膝酸软、耳聋、须发早白等，尤其适合女性食用，能美容养颜。另外，此茶还能滋补身体，延年益寿。

茶 党参枸杞茶

材 料／党参20克，枸杞子15克。

制 法／❶ 将枸杞子清洗干净，备用。
❷ 将党参、枸杞子一同放入砂锅中，加入适量清水，煎沸20分钟左右，滤渣、取药汁。

用 法／每日1剂，代茶温饮，药渣可再煎茶服用。

党 参

枸杞子

功效 此茶有益气养肝的功效，适合视物模糊、肢体倦怠的上班族饮用。

136

茶 龙眼枸杞茶

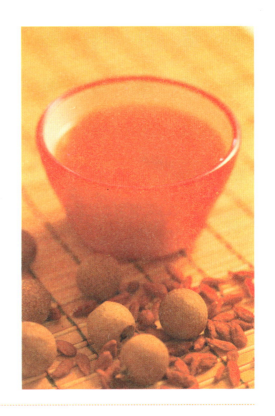

材料 / 龙眼肉5粒，菊花、枸杞子各10克。

制法 / ❶ 将龙眼肉、菊花和枸杞子分别洗净，备用。

❷ 将龙眼肉、菊花和枸杞子放入杯中，用适量沸水冲泡15分钟后即可饮用。

用法 / 代茶频饮。

功效 此茶有补肾安神的功效，适合病后体虚、气血不足、失眠健忘者饮用。

膳 菊花枸杞粥

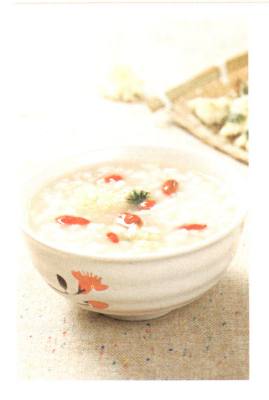

材料 / 大米100克，枸杞子20克，菊花粉15克，蜂蜜适量。

制法 / ❶ 将大米淘洗干净，枸杞子洗净。

❷ 在锅中加入适量清水，烧沸后加入大米、枸杞子，用大火煮至大米开花。

❸ 放入菊花粉，续煮5分钟，关火。待粥晾至温凉后，用蜂蜜调味即可。

用法 / 佐餐食用。

功效 此膳有明目、补益肝肾的功效，对眼睛干涩、焦躁等病症有一定的缓解作用。

膳 枸杞拌蚕豆

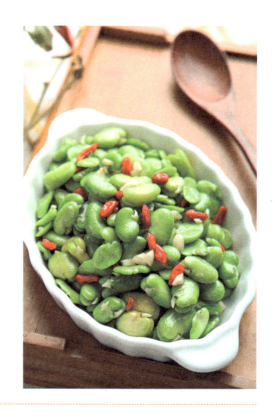

材 料 / 嫩蚕豆250克，枸杞子20克，蒜泥5克，盐、味精、白醋各1小匙，香油2小匙，白糖半小匙。

制 法 / ❶ 将嫩蚕豆去皮；枸杞子用开水泡约20分钟后，用清水反复冲洗使之色泽鲜艳。

❷ 在锅中加入适量清水，烧沸后加入嫩蚕豆余烫至熟时捞起，快速放入冷水中漂凉，捞起，沥干水分。

❸ 将盐、味精、白糖、白醋、香油、蒜泥搅拌均匀，放入嫩蚕豆、枸杞子，拌匀后装盘即可。

功效 此膳有明目、降低胆固醇、提高机体免疫力的功效。

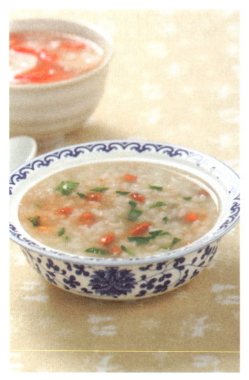

膳 清香枸杞子粥

材 料 / 香米120克，薄荷、枸杞子各20克，冰糖适量。

制 法 / ❶ 将香米淘洗干净；薄荷洗净，撕碎；枸杞子泡洗干净。

❷ 将锅置于火上，先加入香米、水和薄荷碎煮20分钟，再放入枸杞子一同煮15分钟，最后加入冰糖煮至溶化后出锅，放凉即可。

用 法 / 随餐食用。

功效 薄荷有清新怡神、疏风散热、助消化的功效，此膳适用于头痛、腹痛、皮肤瘙痒等病症。

百合

养阴润肺，清心安神

性味归经
性微寒，味甘、微苦；归心、肺经。

别名
野百合、山百合。

日常用法
内服：煎汤，蒸食或煮粥食。
外用：捣敷。

用量建议
每日9~15克。

百合为百合科多年生草本植物，主产于湖南、浙江、江苏、陕西、四川、安徽、河南等地，一般在秋季采挖。剥除鳞叶，置沸水中略烫，干燥，即生百合；用炼蜜拌匀，焖透，用小火炒至干燥，即蜜炙百合。

适用病症

◎适用于肺阴虚引起的干咳无痰或咳嗽日久、痰中带血等病症。
◎适用于心烦、口燥、小便短赤等病症。

注意事项

风寒痰嗽、中寒便滑者忌服。

常用配伍

百合		款冬花	
润肺止咳	+	止咳化痰	→

有润肺止咳的功效，适用于燥热所致的咳嗽。此方与生姜汤配合服用的效果会更好。

百合		知母	
补阴液	+	降火不燥	→

适用于阴虚或者热病未消所致的心烦不安、精神不佳等病症。

🍵 百合麦味茶

材 料/ 百合、麦冬各10克，五味子6克，杏仁5克，优质绿茶适量。

制 法/ ❶ 将百合洗净，撕成小片；麦冬、五味子、杏仁分别洗净，备用。

❷ 将所有材料放入杯中，冲入适量沸水，加盖闷泡5~10分钟，滤渣、取药汁饮用。

用 法/ 每日1~2剂，代茶温饮。

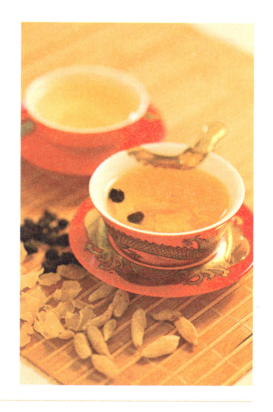

功效 此茶有滋阴、润肺、止咳的功效，适用于秋季燥咳、肺热咳嗽等病症，症见咳嗽少痰、大便不通。

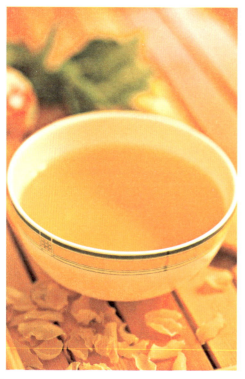

🍵 百合二冬茶

材 料/ 百合15克，天冬、麦冬各10克。

制 法/ ❶ 将百合洗净，撕成小片；天冬、麦冬分别洗净，备用。

❷ 将以上材料放入砂锅中，加入适量清水，大火烧沸，转小火煎煮20分钟，滤渣、取药汁。

用 法/ 每日1剂，代茶温饮，药渣可再煎服用。

功效 此茶有滋阴降火、清心安神的功效，适用于阴虚火旺所致的失眠多梦、小便短少等病症。

膳 枸杞首乌粥

材 料 / 大米50克，何首乌、百合各15克，枸杞子、红枣各10克，红花、白糖适量。

制 法 / ① 将大米淘洗干净；百合、枸杞子、红枣、红花分别洗净；何首乌洗净、切块，备用。

② 将锅置于火上，加入适量清水，放入何首乌块、大米、百合、枸杞子、红枣，大火烧沸，转小火煮至粥熟。

③ 放入红花、白糖，煮5分钟即可。

用 法 / 随餐食用。

功效 何首乌有滋补肝肾、养血安神的功效，此膳适合气血不足者、容易疲劳者食用。

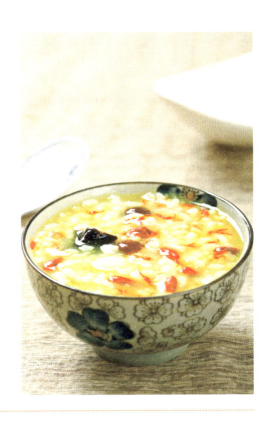

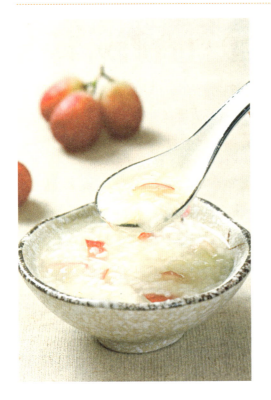

膳 葡萄糯米粥

材 料 / 糯米100克，葡萄50克，百合30克，冰糖适量。

制 法 / ① 将糯米淘洗干净；葡萄洗净，去皮；百合泡发，备用。

② 将锅置于火上，加入适量清水及浸泡好的糯米，大火烧沸，转小火煎煮20分钟。

③ 加入葡萄、百合、冰糖，煮4分钟即可。

用 法 / 随餐食用。

功效 百合有补中益气、健胃养脾、养心安神的功效，此膳适合神经衰弱者、脾虚体弱者食用。

🍵 百合枇杷茶

材 料 / 鲜百合、枇杷、莲藕各30克，红糖适量。

制 法 / ❶ 将鲜百合洗净，莲藕洗净、切片，枇杷洗净、去核。

❷ 将鲜百合、藕片、枇杷放入锅中，加入适量清水，大火烧沸，转小火煎煮15分钟左右，滤渣、取药汁，再调入适量红糖。

用 法 / 代茶频饮。

> **功效** 百合性微寒，能补肺阴、清肺热、止咳化痰、宁心安神；枇杷能治肺气、润五脏、止呕逆、缓解咳嗽；莲藕对胃有很好的保护功效。此茶尤其适合肺热咳嗽患者，有润燥、止咳的功效。

🍲 百合猪肺汤

材 料 / 百合40克，猪肺300克，料酒、盐、胡椒粉、味精适量。

制 法 / ❶ 将百合去皮、去根，洗净，切碎；猪肺用清水浸泡、冲洗干净，切成小块。

❷ 把百合、猪肺块一同放入锅内，加入适量清水和料酒、盐、胡椒粉，大火烧沸，转小火炖至猪肺块熟烂，加入味精调味即可。

用 法 / 每日服用1次。

> **功效** 此膳适用于肺气肿的病症。

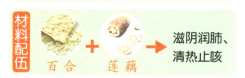

材料配伍 百合 + 莲藕 ➡ 滋阴润肺、清热止咳

🍲 百合炒青笋

材 料 / 百合30克，青笋200克，红彩椒25克，生姜5克，料酒10毫升，葱10克，盐3克，味精2克。

制 法 / ❶ 将百合用水浸泡3小时，洗净；青笋去皮，切菱形片；生姜切片；葱切段；红彩椒洗净，切菱形块。

❷ 将炒锅置于大火上烧热，加入适量植物油，烧至六成热时，下入姜片、葱段爆香，随即加入青笋片、百合、红彩椒片，炒熟，加入料酒、盐、味精调味即成。

用 法 / 每日1次，佐餐食用。

> **功效** 此膳可改善抑郁症的症状。

🍲 百合鲜奶羹

材 料 / 鲜百合150克，鲜牛奶250毫升，蜂蜜适量。

制 法 / ❶ 将鲜百合掰成小瓣、洗净，隔水炖10分钟，炖到百合熟软。

❷ 将炖熟的百合与鲜牛奶一同放入榨汁机中打匀，加入蜂蜜调味即可。

用 法 / 每日食用1次。

> **功效** 经常食用此膳，能使人精神焕发、精力充沛、记忆力提高、延年益寿，此膳是运动员、体力劳动者、脑力劳动者的上佳饮品。

黄芪

补气固表，敛疮生肌

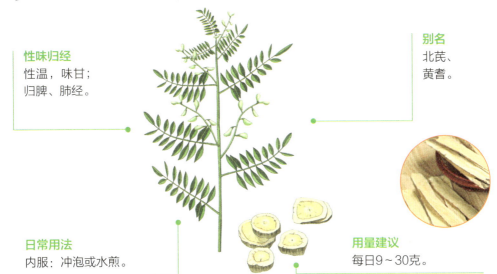

性味归经
性温，味甘；
归脾、肺经。

别名
北芪、
黄耆。

日常用法
内服：冲泡或水煎。

用量建议
每日9~30克。

　　黄芪为豆科草本植物，于每年9-11月或春季冬芽萌动前采挖，主要产于内蒙古、山西、甘肃、黑龙江等地，其中以"中国黄芪之乡"陇西所产黄芪最为正宗。

适用病症

◎适用于脾气虚引起的气短乏力、食欲不振、大便稀薄等病症。
◎适用于体虚多汗、表虚自汗等病症。

注意事项

　　疮疡初起或溃后热毒炽盛者，胸闷、消化不良等内有积滞者，表实邪盛或阴虚阳亢者忌用。

常用配伍

黄芪 温补固护	+	人参 滋补强身	→	适用于体虚所致的多汗、气短乏力、食欲不振等病症。
黄芪 益气补虚	+	白术 益气健脾	→	有补气健脾的功效，适用于气短懒言、气虚疲弱、倦怠乏力等病症。

膳 黄芪鸡汤

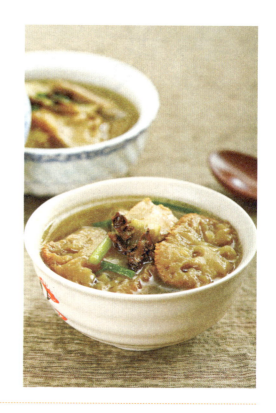

材 料 / 仔鸡1只（约500克），猴头菇80克，黄芪、葱段、生姜片适量，味精、食用碱、盐各少许。

制 法 / ❶ 将仔鸡处理干净，洗净，切块；猴头菇泡软，去除根蒂，调入适量食用碱，至菌体酥软，捞出，洗净，切薄片。

❷ 将黄芪、仔鸡肉块、葱段、生姜片一同放入锅中，加入适量清水烧开。

❸ 用筷子挑出黄芪，下入猴头菇片，继续煮至仔鸡熟烂，调入盐、味精，再次烧沸即可。

用 法 / 饮汤食肉。

功效 此膳有补气健脾的功效。

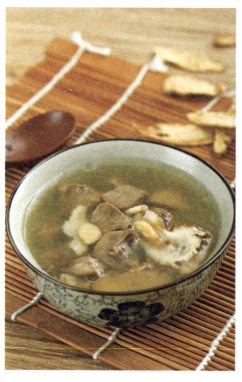

膳 黄芪炖猪心

材 料 / 猪心200克，当归、黄芪各20克，盐、味精适量。

制 法 / ❶ 将当归、黄芪洗净切片，装入布袋中，扎紧袋口；猪心洗净，切片。

❷ 将砂锅置于火上，加入适量清水，大火烧沸，放入当归、黄芪袋和猪心片，大火烧沸，转小火炖煮30分钟，捞出药袋。

❸ 加入盐及味精即成。

用 法 / 饮汤食肉。

功效 此膳有补益心脾、益气养血、宁心安神的功效，适用于贫血、脾胃虚弱、乏力等病症。

膳 黄芪老鸭汤

材料/ 老鸭1只（约1500克），黄芪、葛根各30克，红花、防风各10克，黄酒、五香粉、盐适量。

制法/ ❶ 将老鸭宰杀后去毛及肠杂，洗净剁成块；其余材料均洗净，备用。

❷ 将砂锅置于火上，加入适量清水烧开，放入老鸭块、黄芪、葛根、红花、防风煮开，以小火炖至鸭肉酥烂，加入黄酒、五香粉、盐调味即可。

用法/ 饮汤食肉。

功效 此膳有益气升阳，化瘀通络的功效。

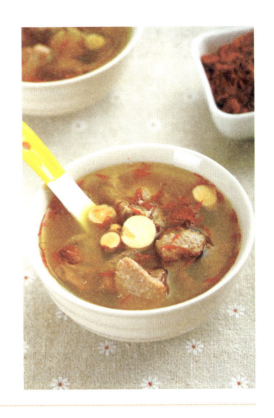

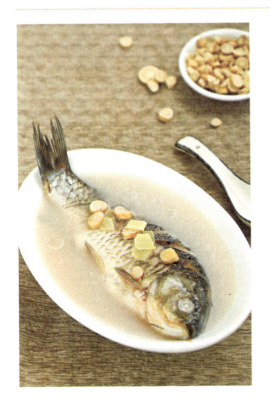

膳 黄芪鲫鱼汤

材料/ 鲫鱼1条，黄芪20克，生姜、盐适量。

制法/ ❶ 将鲫鱼洗净，处理干净，备用；黄芪洗净；生姜洗净，切小片。

❷ 用刀在处理好的鲫鱼上划几下。

❸ 将锅置于火上，加入适量清水，加入黄芪，水煮至半碗时盛出（不盛黄芪）。

❹ 在锅中再次加入矢量清水，重复上述过程2次，将3次得到的黄芪汤混合均匀后倒回锅中。

❺ 放入鲫鱼、生姜片，大火烧沸，转小火煮至鲫鱼熟烂，加盐调味，出锅即可。

用法/ 饮汤食肉。

功效 此膳有和中补虚的功效。

(茶) 参芪陈蜜茶

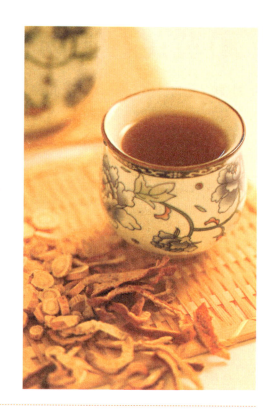

材 料/ 太子参、黄芪各20克,陈皮5克,蜂蜜适量,花茶6克。

制 法/ ❶ 将太子参、黄芪、陈皮一起洗净,备用。

❷ 将锅置于火上,将太子参、黄芪、陈皮放入锅中,向锅中加入约500毫升清水,大火烧沸,转小火煎煮20分钟左右。

❸ 滤渣取沸汤冲泡花茶,最后根据个人口味调入蜂蜜饮用。

用 法/ 不拘时温饮。

> **功效** 此茶有健脾益气、润肠通便的功效,经常饮用可减轻便秘的症状。

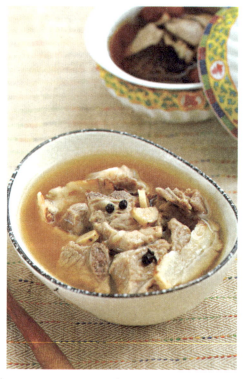

(膳) 黄芪排骨汤

材 料/ 排骨200克,黄芪15克,当归2克,生姜片、胡椒粒适量,盐少许。

制 法/ ❶ 将排骨洗净切块,放入沸水中略汆烫,捞出,沥干水分,盛入盘中备用。

❷ 将锅置于火上,加入适量清水,放入排骨块、黄芪、当归、生姜片、胡椒粒,大火烧沸,转小火炖2小时。

❸ 开盖后加入盐调味。

用 法/ 饮汤食肉。

> **功效** 黄芪可补气固表、消肿利尿;当归有补血和调节子宫收缩之效;排骨富含钙、磷、B族维生素及蛋白质,可促进产后之人的气血循环。

当归

补血活血，润肠通便

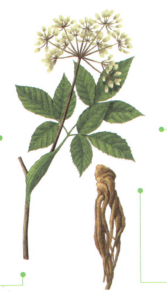

性味归经
性温，味甘、辛、苦；
归心、肝、脾经。

别名
云归、
西当归、
岷当归。

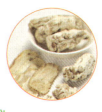

日常用法
内服：煎汤，浸酒，
熬膏或入丸、散。

用量建议
每日9～15克。

　　当归为伞形科多年生草本植物当归的干燥根，于每年10月下旬采挖，主产于甘肃、云南、四川，甘肃岷县的当归品质最佳。

适用病症

◎适用于血虚引起的面色发黄、头晕眼花、心慌失眠等病症。

◎适用于血虚便秘。

注意事项

◎阴虚内热者忌服。

◎湿阻中满及大便溏泄者慎服。

常用配伍

当归 润燥滑肠	+	肉苁蓉 润肠通便	→	两者配伍，有温润通便的功效，适用于阴虚气弱所致的便秘等病症。
当归 养血补血	+	黄芪 补血益气	→	适用于劳倦内伤、面赤烦渴、血虚发热及气血不足等病症。

茶 养肝舒缓茶

材 料/ 玫瑰花3~5克，当归30克。

制 法/ 将以上两味材料一同放入适量开水中，熬煎15分钟左右，去渣、取药汁饮用，或者直接用沸水冲泡。

用 法/ 每日1剂，代茶饮。

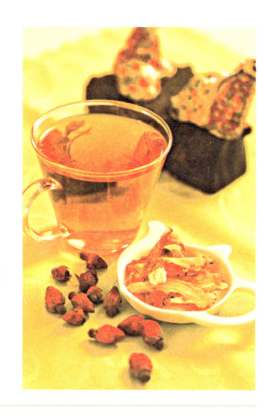

功效 玫瑰花有行气活血、疏肝解郁的功效，不仅能缓解月经不调的症状，还能养颜美容、安神助眠；当归的滋补效果很好，能补血养肝。二者搭配饮用有消除疲惫、补血活血、补肾固元、疏肝解郁、养肝明目的功效。此茶尤其适合女性饮用。

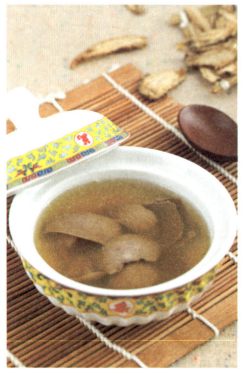

膳 党参当归猪腰汤

材 料/ 猪腰200克，党参、当归各20克，盐、味精适量。

制 法/ ❶ 将党参、当归洗净后放入纱布袋，扎紧袋口；猪腰剔净，切片。

❷ 将砂锅置于火上，加入适量清水煮开，放入党参、当归纱布袋和猪腰片同煮。

❸ 待猪腰煮熟后去渣、取药汁，加入盐、味精调味即可。

用 法/ 佐餐食用。

功效 此膳有补肝肾、健心脾的功效。

甘草

补脾益气，清热解毒

性味归经
性平，味甘；
归脾、胃、
心、肺经。

别名
蜜甘、
国老。

日常用法
内服：煎汤或入
丸、散。

用量建议
每日3~9克。

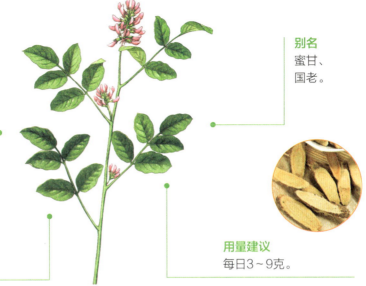

　　甘草为豆科植物甘草的根及根状茎，在春、秋季采挖，主产于内蒙古、甘肃、山西、新疆等地。

🌿 适用病症

◎适用于心气不足引起的心慌、脉律不齐等病症。

◎适用于咳嗽气喘、痰多或无痰等病症。

🌿 注意事项

◎甘草易助湿壅气，湿盛胸腹胀满及呕吐者忌用。

◎甘草不宜与甘遂、大戟、芫花同用。

常用配伍

甘草 益气生津	+	防风 解毒	→	适用于热毒疮疡，咽喉肿痛等病症，可解药物、农药、食物中毒及蛇毒。
甘草 益气生津	+	人参 补脾安神	→	适用于脾胃虚弱引起的倦怠无力、食欲不振、大便稀薄等病症。

茶 清火茶

材料/ 蒲公英、金银花各5克，甘草3克，胖大海6克。

制法/ ❶ 将蒲公英、金银花分别洗净，沥干备用。

❷ 将甘草、胖大海研为细末，与蒲公英、金银花一同用适量沸水冲泡10分钟左右即可。

用法/ 每日1~2剂，代茶温饮。

功效 此茶有清热解毒、利咽通便的功效，适用于热毒内盛所致的咽喉肿痛、口干口苦、大便不通、小便黄短等病症。

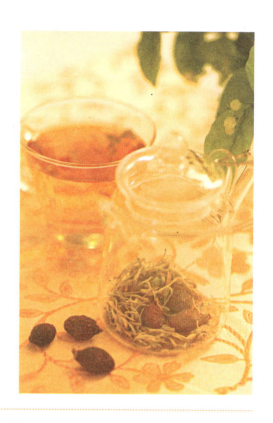

膳 甘草煎草鱼

材料/ 草鱼段500克，甘草3克，盐、味精、黄酒、干淀粉、食用油适量。

制法/ ❶ 将甘草碾碎；草鱼段一剖两片，剔去鱼骨和鱼刺，鱼皮朝下将鱼肉放在砧板上，每隔一段距离切一刀，不刺穿鱼皮，切完后将鱼翻过来再切一遍。

❷ 将切好的草鱼肉切成小块，加黄酒、盐、味精拌匀腌渍后裹上干淀粉。

❸ 先将油锅烧热，再将草鱼逐块放入油锅中炸至表面呈淡黄色时捞出沥油；复炸一遍，捞出沥油，装入盆中，撒上甘草碎即成。

用法/ 佐餐食用。

功效 此膳有清热解毒的功效。

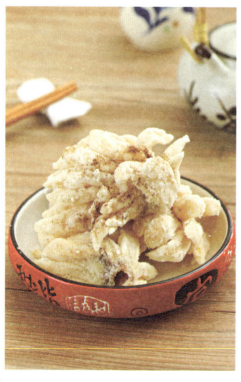